PILATES Series ❸

핵심 동작으로 코어 강화, 체형 교정, 재활을 한 번에

CADILLAC

PILATES Series ❸
CADILLAC

초판 1쇄 인쇄 2022년 3월 30일
초판 1쇄 발행 2022년 4월 10일

지은이 김은혜, 노해나
펴낸이 한준희
펴낸곳 (주)아이콕스

교정·교열 윤혜민
디자인 프롬디자인
사진 박성영
영업 김남권, 조용훈, 문성빈
마케팅 한동우
경영지원 손옥희

주소 경기도 부천시 조마루로385번길 122 삼보테크노타워 2002호
홈페이지 www.icoxpublish.com
쇼핑몰 www.baek2.kr (백두도서쇼핑몰)
이메일 icoxpub@naver.com
전화 032) 674-5685
팩스 032) 676-5685
등록 2015년 7월 9일 제386-251002015000034호
ISBN 979-11-6426-202-1 (14510)
　　　　979-11-6426-199-4 (14510) 세트

핵심 동작으로 코어 강화, 체형 교정, 재활을 한 번에

CADILLAC

김은혜 · 노해나 공저

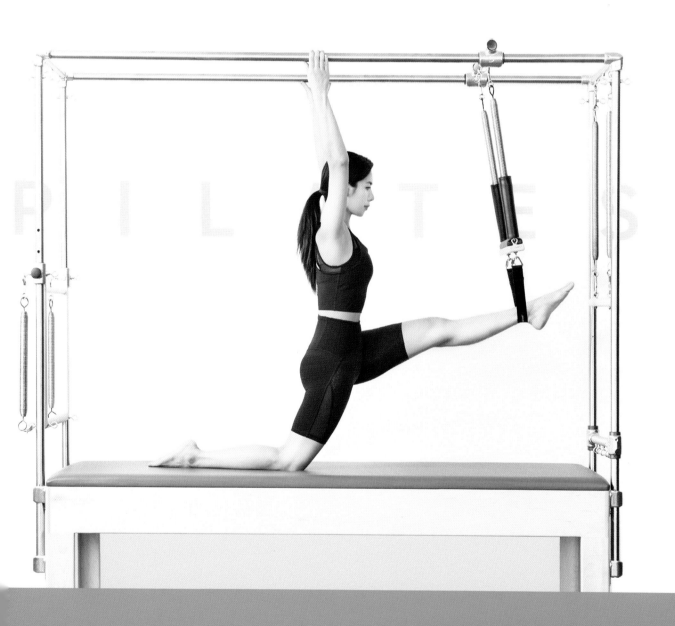

플레이북
PLAYBOOK

PROLOGUE

● 김은혜 원장

경희대학교에서 체육학을 전공하였으며 오랜 시간 VIP 고객들을 담당하는 트레이너로 활동했다. 현재는 퍼스트 필라테스 아카데미의 원장으로 필라테스 지도자 과정을 운영하며 교육하고 있다.

지금까지의 경험을 살려 강사로서 갖춰야 하는 기본 지식과 역할, 자세 등을 더 많은 분들에게 전하고 싶은 마음으로 이 책을 집필하게 되었다.

필라테스는 현대 해부학과 운동 과학을 바탕으로 고안된 신체 단련 운동이기 때문에 어떤 운동보다 과학적이다.

건강한 사람들은 물론 통증이 있는 사람들도 자세의 교정, 신체의 균형, 자연스러운 움직임을 통해 건강 그 이상으로 삶의 모든 면에 긍적적인 영향을 줄 것이다.

필라테스 지도자는 수업의 환경을 이끄는 것뿐만 아니라 회원이나 학생들에게 영감을 주는 리더십, 인성, 친목 그리고 책임감이 필요하다. 또한 회원이나 학생들이 새로운 기술을 배우고 목표를 달성하여 스스로 자신감을 갖도록 최선을 다해 독려하고 동기 부여를 해주어야 한다.

이 책이 그 역할을 하는 데에 큰 도움이 되길 바란다.

● 노해나 원장

어느 날 어떤 회원님께서 "선생님 같은 선생님이 많았으면 좋겠어요. 선생님과 같은 선생님을 만드는 일을 하세요."라는 말을 했던 기억이 난다.

강사로서 듣는 최고의 칭찬이었다. 그로부터 10년, 점점 그 길로 가고 있는지도 모른다.

지금 생각해보면 모든 것들이 선택의 연속이었고, 답은 없었다. 정말 뭐 하나 쉬운 결정이 없었다. '인생은 스스로 만들어가는 것'을 깨달으며 선택의 기로마다 내가 하고 싶고 좋아하는 일들이 뭘까, 그중에 지금 내가 가지고 있는 것들을 버리지 않고 오히려 가치를 더할 수 있는 것들이 무엇일까를 고민하며 결정했다. 온전히 그 결정으로 인해 일어나는 일들은 스스로 감당해야 했지만, 그럼에도 불구하고 계속 나아갈 수 있었던 이유 역시 온전히 자의로 시작한 일들이며 매 순간 모든 열정을 쏟을 수 있는 가치를 부여했기 때문이다.

이것이 물리치료사에서 필라테스 강사로 13년 동안 활동할 수 있었던 이유이다.

우리는 필라테스라는 운동을 통해 건강을 전달하고, 다른 사람의 몸과 마음을 바꾸고, 건강 상태를 바꾸고, 일상을 바꾸는 일을 하고 있다. 그렇기 때문에 자부심과 사명감을 가져야 한다. 그냥 대충대충 가벼운 마음이라면 지금이라도 마음을 고쳐야 한다.

우리는 운동을 가르치는 선생님이며, 다른 사람들의 삶이 더 나아질 수 있도록 돕는 조력자인 동시에, 필라테스라는 운동을 제대로 널리 알리는 전달자이기도 하다. 때문에, 진정으로 Joseph Hubertus Pilates가 이 운동을 통해 무엇을 전달하려고 하는지 필라테스의 철학부터 관심을 가져야 한다. 또한 모든 동작에 대해서 제대로 숙지하며 이해하고 있어야 하며, 똑같은 동작도 반복된 연습을 통해서 더 깊이를 느껴봐야 한다.

강사로서 나의 가르침이 사람들에게 긍정적 또는 부정적 영향을 줄 수도 있기 때문에 이로운 영향을 미치기 위해서는 더 공부하고 연구하는 노력을 해야 한다.

그런 의미에서 이 책은 필라테스 각각의 기구를 통해 움직임을 전달하고 수행하는 동안, 꼭 알아야 할 핵심 요소들과 필라테스를 공부하고 가르치는 강사들이 알아야 하는 가장 기본적인 필수 지식을 담고 있다. 필라테스를 사랑하는 한 사람으로서 좋은 가르침을 위해 노력하는 많은 강사들에게 도움이 되었으면 좋겠다. 더 나아가 내 몸을 소중히 아끼고 스스로를 사랑하는 많은 사람들에게 도움이 되길 바란다.

PILATES PRINCIPLE

● **Breathing 호흡**

"호흡은 생명의 처음이자 마지막 활동이다. 정확하게 호흡하는 방법을 배우는 것이 가장 중요하다."
"몸에 바람을 충분히 넣었다가 빼듯이 폐를 완전히, 충분하게 팽창시키고 수축해야 한다."

-Joseph H. Pilates

필라테스가 가장 강조한 원리로 호흡은 동작을 집중 및 강화시키고, 자연스러운 움직임을 촉진한다.

● **Centering 중심화**

'파워하우스'라고도 불리는 '코어'에 몸과 마음을 집중하는 것이다.
필라테스에서 모든 움직임은 중심에서 바깥쪽으로 퍼지며, 중심화를 통해 동작과 동작의 연결이 자연스럽게 유지될 수 있다.

● **Concentration 집중**

"운동을 할 때마다 올바른 동작에 집중해야 한다. 무의식적인 반응이라고 할 수 있을 정도로 올바르게 수행하여 숙달되면, 이 운동은 여러분의 일상적인 활동에 우아함과 균형을 줄 것이다."

-Joseph H. Pilates

정확하고 세심한 부분까지 집중하면서 모든 움직임에 몰입하여 운동의 효과를 극대화한다.

● **Control 조절**

"여러분의 온몸은 온전히 정신에 의해 조절된다는 것을 명심해야 한다."
"좋은 자세는 몸의 모든 매커니즘이 완벽하게 조절될 때 성공적으로 얻어진다."

-Joseph H. Pilates

필라테스 운동법은 원래 '조절학(contrology)'이라고 이름을 붙였을 정도로 몸과 마음을 엄격하게 수련하는 것을 중요하게 생각했다.

마음이 각각의 분리된 움직임을 통제하여 조절된 움직임은 효율적인 동작을 이끌어낼 수 있다.

● Flow 흐름

동작과 동작을 연결하여 움직임을 끊기지 않고 수행하는 동안 온몸에 에너지를 전달할 수 있고 몸 전체를 활성화하여 신체와 정신을 연결할 수 있다.

● Precision 정확성

필수적으로 꼭 알아야 하는 마지막 기본 원리로 동작을 수행하는 동안 신체의 정확한 위치, 힘의 방향, 정렬선에 대해 명확하게 가르침을 받아야 하고 가르침을 주어야 한다.

BASIC PLACEMENT

● **Basic placement란?**

생체역학원리를 기반으로, 부상을 막고 효율적인 운동을 가능하게 한다.
더불어 Target muscle을 더 잘 사용할 수 있게 한다.

1. Breathing(호흡)
2. Pelvic placement(골반의 정렬)
3. Rib cage placement(흉곽의 정렬)
4. Scapular movement & stabilization(견갑골의 움직임과 안정화)
5. Head & cervical placement(머리와 경추의 정렬)

* What, Why, How를 적용해서 설명해야 한다.

1. BREATHING

숨은 코로 마시고 입은 얇은 모양으로 만들어 내쉰다.
폐의 하부와 Rib cage의 앞, 뒤, 옆을 모두 사용하는 3D 호흡을 한다.
깊은 호흡을 통해 신체의 이완을 돕고, 목과 어깨의 불필요한 긴장을 해소할 수 있으며 복부 깊은 곳에 위치한 근육들(Pelvic floor, Transverse abdominal)도 사용할 수 있다.
Pelvic floor와 TVA(Transversus abdominal)를 활성화하여 Lumbo-pelvic region의 안정을 찾을 수 있다.
Pelvic floor는 Sit bone, Pubic, Tail bone에 걸쳐 있는 얇은 막으로 장기를 보호하고 있으며, 이를 호흡에 활용할 경우 TVA의 활성화를 돕는다.

호흡할 때는 15~20% 정도의 긴장을 유지한다.

TVA는 복부 근육 중 가장 안쪽에 위치하고 있으며, 허리부터 배를 감싸고 있다.

TVA와 Pelvic floor를 연결하며 수축할 때 Multifidus도 같이 사용된다.

마시는 호흡에 갈비뼈를 앞, 옆과 뒤로 팽창시키고 Rib cage가 열리며 척추는 Extension된다. 내쉴 때 Rib cage는 닫히며 척추가 Flexion된다(움직임의 인지를 높이기 위해서 Flex forward인 상태에서 함께 Breathing을 진행한다).

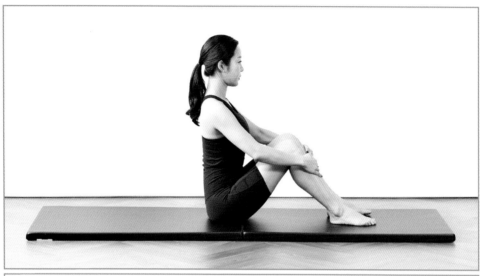

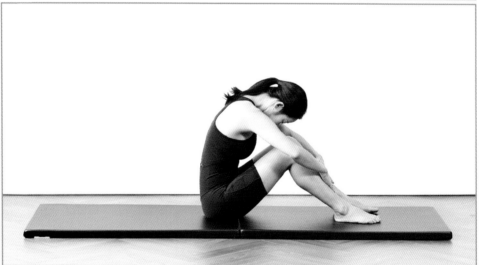

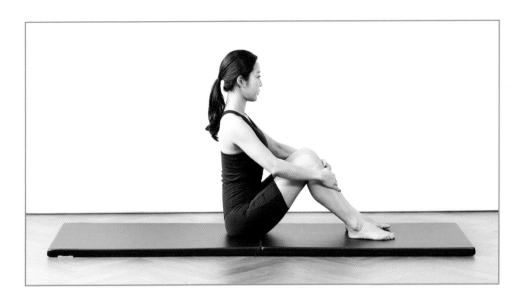

2. PELVIC PLACEMENT

● **Neutral position**

Pelvic floor와 TVA의 활성화가 가장 잘되는 자세로, 운동 중 충격 흡수에 유리하다.

CKC(Close kinetic chain) 동작에서 주로 사용하지만, 복부의 힘이 충분히 강하다면 OKC(Open kinetic chain)에서도 활용할 수 있다(반면, 복부의 연결성이 떨어지는 경우 CKC에서도 Imprint로 동작을 수행할 수 있다).

ASIS와 Pubic이 바닥과 평행을 이루고, Lumbar 밑에 손가락 2~3개가 들어갈 수 있는 공간이 확보되어야 한다.

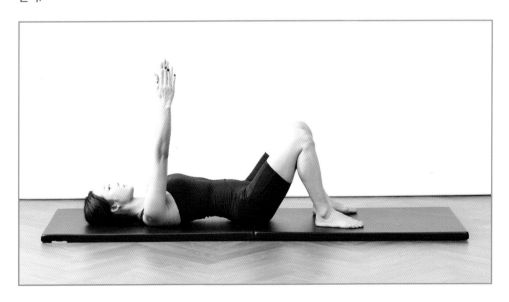

● **Imprint position**

Neutral position에서 Oblique를 사용하여 허리와 바닥에 공간이 뜨지 않도록 자세를 만들며, 엉덩이 근육은 절대 사용하지 않는다(큰 근육을 사용하지 않고 복부의 힘으로 Lumbar pelvis region의 안정화를 시킨다).

Lumbar에 Flexion이 발생하고, Pelvis는 Posterior tilt이 된다.

OKC 동작을 수행할 때 주로 사용하며, 허리전만이 심한 경우 안정화를 위해 복부의 Support를 받으며 Lumbar pelvic region이 안정화된 상태에서 진행한다.

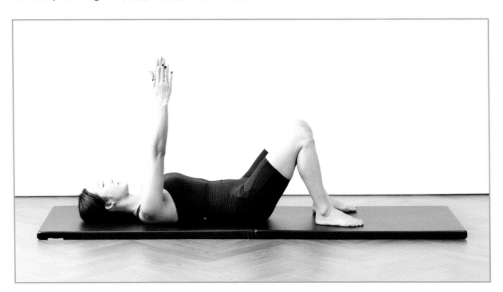

3. RIB CAGE PLACEMENT

Breathing과 Arm movement는 Rip cage의 안정화에 영향을 준다.

3D 호흡으로 Rib cage의 앞뒤와 옆을 사용하는 것을 인지시켜야 한다(마실 때 옆, 뒤로 Rip cage가 열리고 척추가 살짝 Extension되며 내쉴 때 Rip cage가 닫히고 척추가 살짝 Flexion된다).

팔을 Over head할 때, Rip cage가 들리지 않도록 호흡으로 조절해주며 Oblique를 사용하여 Rip cage를 안정화시켜 척추를 Neutral로 유지한다.

● Starting position

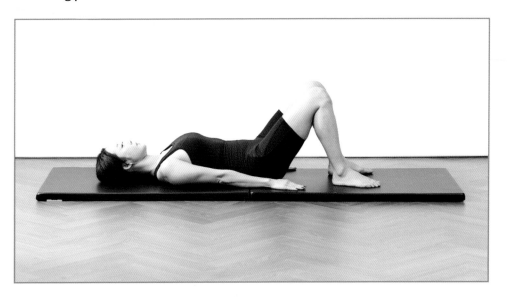

● Arms reach to ceiling

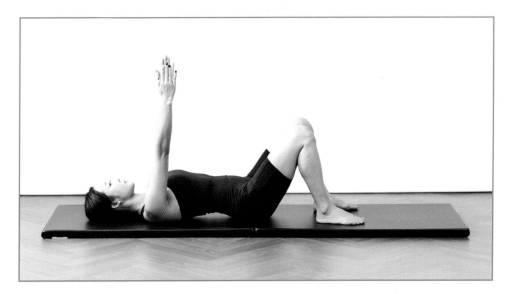

● Arms reach overhead

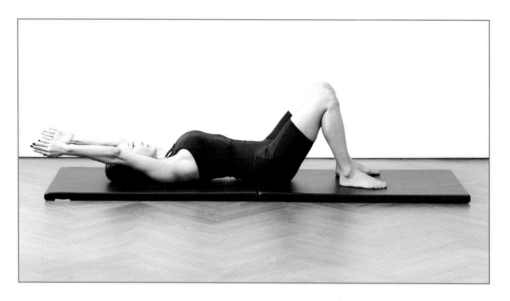

4. SCAPULAR MOVEMENT & STABILIZATION

흉곽에서 견갑골을 안정화하는 것은 경추를 지지해줄 뿐만 아니라 팔과 몸통의 연결 부위이기 때문에 매우 중요하다.

견갑골은 흉벽에 근육으로 연결되어 있으며, 뼈와 연결된 곳은 쇄골이 유일한 접합부이다. 흉곽과 척추에 직접적으로 관절을 이루며 연결되어 있지 않기 때문에, 가동성이 매우 크지만 안정성은 떨어진다.

견갑골의 안정화와 팔의 더 큰 가동 범위를 만들기 위해서는 먼저 견갑골의 움직임을 이해해야 한다.

견갑골의 6가지 움직임

거상(elevation, upward)

하강(depression, downward)

후인(retraction, inward)

전인(protraction, outward)

상방 회전(upward rotation)

하방 회전(downward rotation)

견갑골은 앞과 같이 크게 6가지 움직임이 가능하며, 이 움직임들을 복합적으로도 수행할 수 있다.
이러한 견갑골은 팔과 흉추의 움직임에 영향을 받는다.

예를 들어 팔을 머리 위로 들어 올리는 움직임 동안에는 견갑골은 자연스럽게 올라가고 상방 회전되며 흉추가 굴곡하는 동안 견갑골은 전인된다.
견갑골의 안정화가 이루어지면 견갑골 주변을 감싸고 있는 근육들을 효율적으로 활용하여 불필요한 움직임을 막고 더 정확하게 운동을 수행할 수 있기 때문에 이는, 모든 운동의 시작이며 운동을 시작하기 전에 먼저 안정화가 이루어져야 한다.

움직임의 변화를 위해서는 기본적으로 항상 견갑골의 안정화에 대해 의식해야 한다.
1) 척추를 바로 세운 상태에서 팔을 편안하게 둘 때
2) 척추를 굴곡하거나 신전할 때
3) 팔이 다양한 방향으로 움직일 때

예를 들어 매트에 누운 자세에서 상체가 굴곡할 때 견갑골 안정화를 만들어주면 목의 긴장, 견갑골의 과도한 전인, 상완골의 내회전을 막을 수 있다.
이 책의 운동 동작 설명에서 나오는 견갑골 안정화 근육은 전거근, 승모근, 능형근, 견갑거근, 소흉근에 초점이 맞춰져 있다.
견갑골의 중립 자세는 개개인의 편안한 자세와는 다르다.
이상적인 정렬 자세는 움직임을 통해 개인에 맞게 만들어주어야 한다.
앞선 기본적인 견갑골의 움직임 이해를 바탕으로 더 나은 필라테스의 움직임을 수행하게 만드는 것이 이 책의 목표다.

● Scapular elevation & depression

· Scapular elevation

손바닥으로 매트를 쓸어 올리는 느낌으로 어깨와 귀 사이의 공간을 좁히며 최대한 귀 방향으로 견갑골을 끌어올린다.

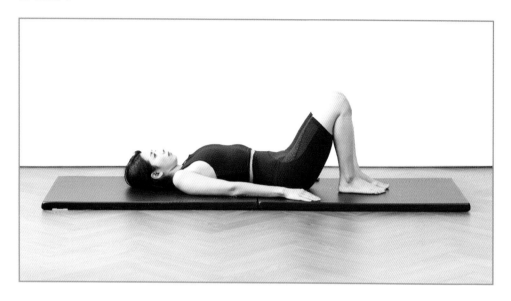

· Scapular depression

손바닥으로 매트를 쓸어내리는 느낌으로 어깨와 귀 사이의 공간을 넓히며 최대한 골반 방향으로 견갑골을 끌어내린다.

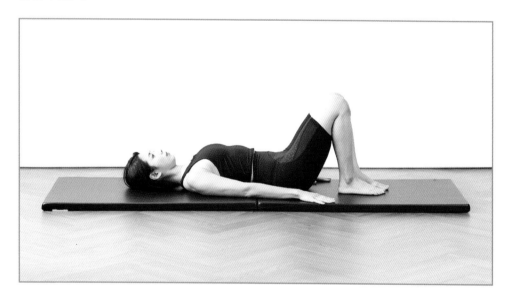

● **Protraction & retraction**

· **Neutral**

견갑골의 전인과 후인의 중간 위치이며 측면에서 견봉이 고관절, 요추, 귓볼과 일직선을 유지한다.

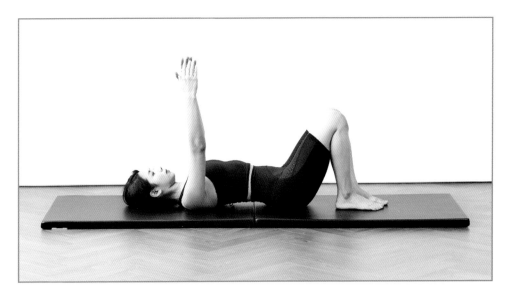

· **Protraction**

견갑골의 내측연을 척추의 극돌기와 멀어지도록 손끝을 천장 방향으로 멀리 보내며 견갑골과 척추 사이의 공간을 최대한 넓힌다.

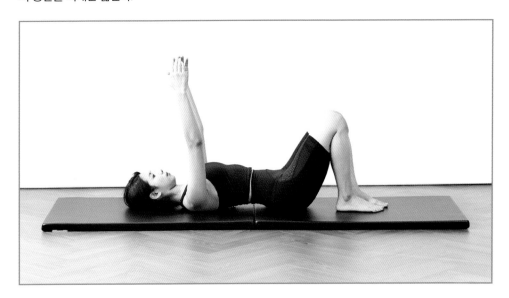

· Retraction

손끝은 천장을 향하도록 유지하며 견갑골의 내측연을 척추 방향으로 가깝게 모아주며 견갑골과 척추 사이의 공간을 최대한 좁혀준다.

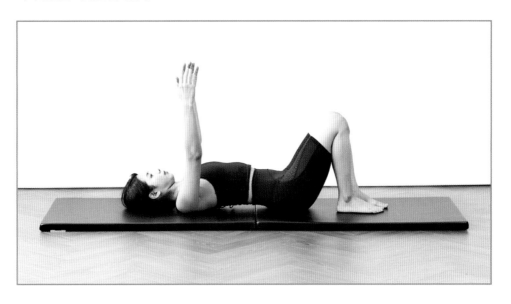

| SITTING |

· Neutral

견갑골의 전인과 후인의 중간 위치이며 측면에서 견봉이 고관절, 요추, 귓볼과 일직선을 유지한다.

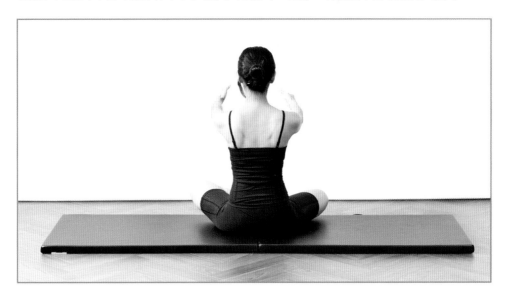

· Protraction

견갑골의 내측연을 척추의 극돌기와 멀어지도록 손끝을 전방으로 멀리 뻗어 견갑골과 척추 사이의 공간을 최대한 넓힌다.

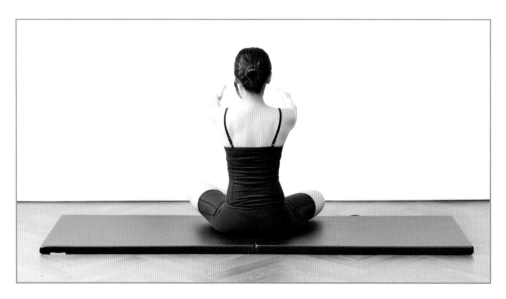

· Retraction

팔은 어깨높이만큼 유지하며 견갑골의 내측연을 척추 방향으로 가깝게 모아 견갑골과 척추 사이의 공간을 최대한 좁혀준다.

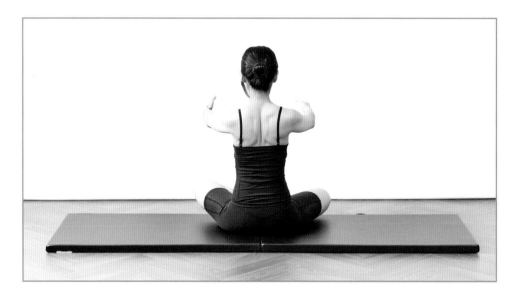

5. HEAD & CERVICAL PLACEMENT

Head와 Cervical의 Neutral은 정면에서 보았을 때 코끝과 턱 끝, Sternum이 같은 선상에 정렬되어 있다. 머리가 어깨 정가운데 있으며 측면에서 보았을 때 귓볼이 어깨와 수직선상에 있고, Cervical이 자연스러운 전방 경사를 이루고 있는 모습이다.

경추는 자연스러운 곡선을 유지해야 하고 두개골은 수직일 때 어깨 위에서 균형을 잡는다.
이러한 경추와 두개골의 정렬은 모든 운동의 시작 자세에서 유지되어야 한다.
만약 자세가 척추후만증이거나 목이 앞으로 나와 있다면 누운 자세에서 경추에 쿠션이나 베게를 받쳐서 경추에 과신전이나 불필요한 긴장이 되지 않게 해주며, 목과 어깨의 과긴장을 해소하기 위해 바른 위치를 찾아주는 것이 중요하다.
경추는 굴곡, 신전, 외측 굴곡, 회전 움직임 동안 언제나 흉추와 같은 선상에서 움직인다.
Cranio-vertebral flexion(head nods)는 C1~C2에서만 일어나는 작은 움직임으로, Cervical의 Dynamic stability(동적 안정성)를 찾기 위해 활용한다.
상체를 Flexion할 때 주로 사용하며, 이때 턱을 너무 깊게 누르지 않는다.
이상적인 움직임은 흉추 굴곡의 움직임 동안 언제든 적용되어야 한다.
누워 있는 상태에서 상체를 굴곡할 때, 흉추의 굴곡에 집중하며 경추의 과도한 굴곡이 일어나지 않게 한다.
이상적인 경추 굴곡은 턱을 너무 깊게 숙이지 않고 턱과 가슴 사이에 충분한 공간이 유지되어야 한다.

● **Neutral cervical alignment**
매트와 목 사이의 공간이 유지되며 머리를 정수리 방향으로 길게 늘린다.

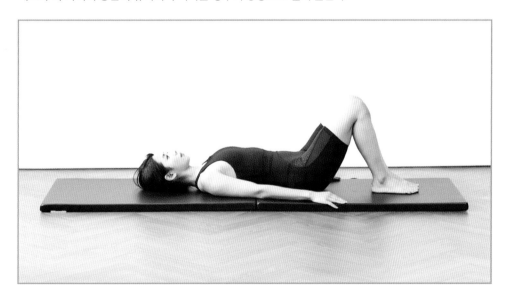

● Cranio-vertebral flexion

뒷목을 길게 늘리며 턱을 가슴 쪽으로 당겨 유지한다.

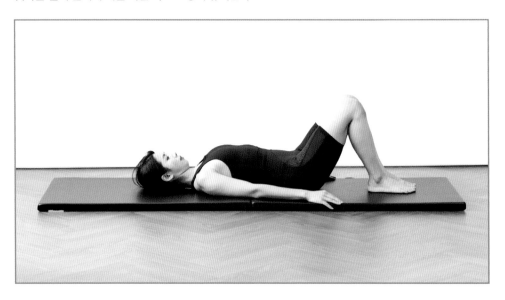

● Correct upper body flexion

머리와 목 사이의 공간을 유지하며 상체를 견갑골까지 올려 상부 흉추에 굴곡을 만든다.

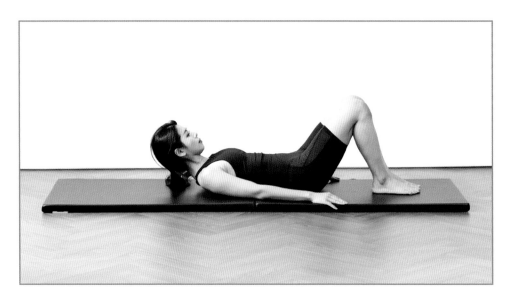

● Overextension of cervical

상부 흉추를 굴곡하며 머리를 과도하게 신전한 상태이다.

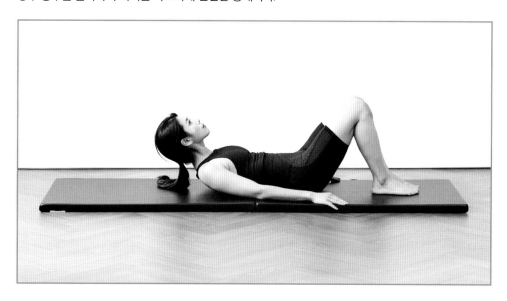

● Overflexion of cervical

상부 흉추를 굴곡하며 머리를 과도하게 굴곡한 상태이다.

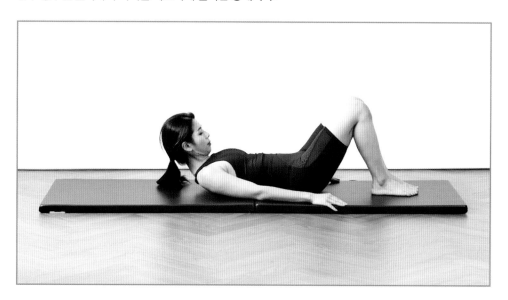

엎드려 있는 상태에서 상체를 신전할 때 경추는 흉추와 일직선이 되게 들어 올리며 경추의 과신전 또는 과도한 압박이 되지 않게 주의해야 한다.

시선 또한 경추의 위치에 영향을 준다.

누운 자세에서 상체를 굴곡할 때 경추의 적절한 정렬을 유지하기 위해 또는 시선의 위치에 따라 경추의 적절한 정렬을 유지하기 위해 굴곡의 정도를 적절하게 조절할 수 있다. 흉추 신전에서도 동일하게 한다. 모든 움직임에서 시선의 위치는 머리, 경추, 흉추가 바른 정렬을 유지하기 위해서 확실하게 해야 하며 머리의 바른 정렬을 통해서 좀 더 편안한 경추를 만드는 데 목표가 있다.

● Correct upper body extension

머리는 몸통과 일직선을 유지하며 상체를 신전하는 동안 골반의 중립을 유지하려고 한다.

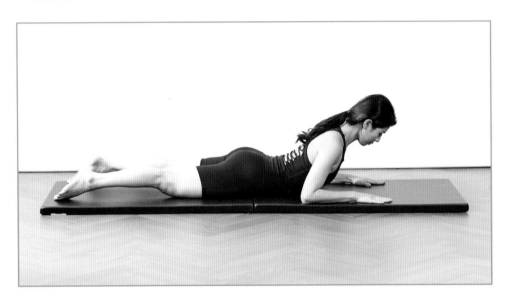

● Overextension of cervical

상체를 신전하며 경추를 과도하게 신전한 상태이다.

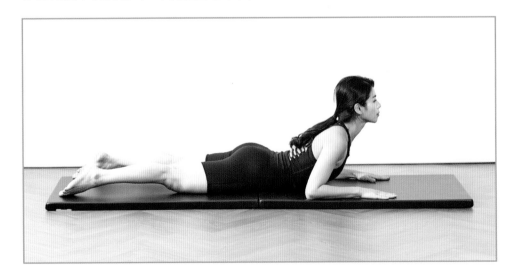

● **Overflexion of cervical**

상체를 신전하며 경추를 과도하게 굴곡한 상태이다.

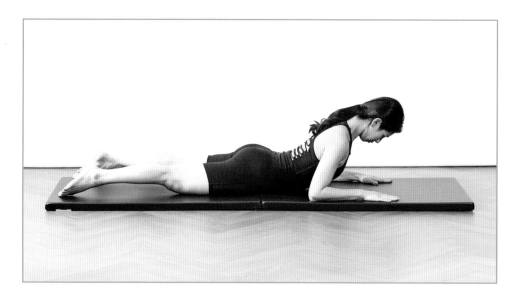

CADILLAC

1. 부위별 명칭

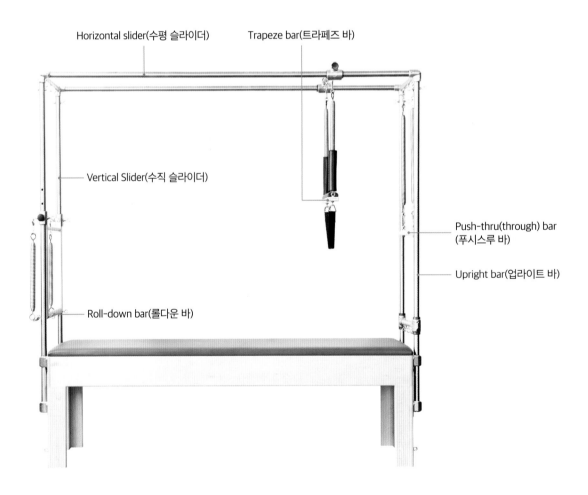

Horizontal slider(수평 슬라이더)

Trapeze bar(트라페즈 바)

Vertical Slider(수직 슬라이더)

Push-thru(through) bar
(푸시스루 바)

Upright bar(업라이트 바)

Roll-down bar(롤다운 바)

2. 세팅 방법

● **스프링 강도 조절**

- Short spring: SY(노랑, light), SB(파랑, medium), SR(빨강, heavy), ST(검정, super heavy)
- Long spring: LY(노랑, light), LP(보라, medium)
- 저항도 늘리기: Spring의 위치를 사람이 접촉하는 부분에서 더 먼 위치에 건다.
- 저항도 줄이기: Spring의 위치를 사람이 접촉하는 부분에서 더 가까운 위치에 건다.

3. 주의 사항 및 관리

- 모든 기둥의 볼트가 조여져 있는지 확인한다.
- 모든 Spring 후크와 부착 부위를 확인한다.
- Spring과 안전 스트랩, 슬링의 상태를 확인한다.
- Push-thru bar를 사용할 경우 가급적 가운데 위치에 놓는 것을 권장하며 얼굴과 머리 근처에서 운동을 진행할 경우 반드시 Spotter가 보조해야 한다.

CONTENTS

1

ROLL-DOWN BAR

2

ROLL-DOWN BAR STANDING

3

TRAPEZE

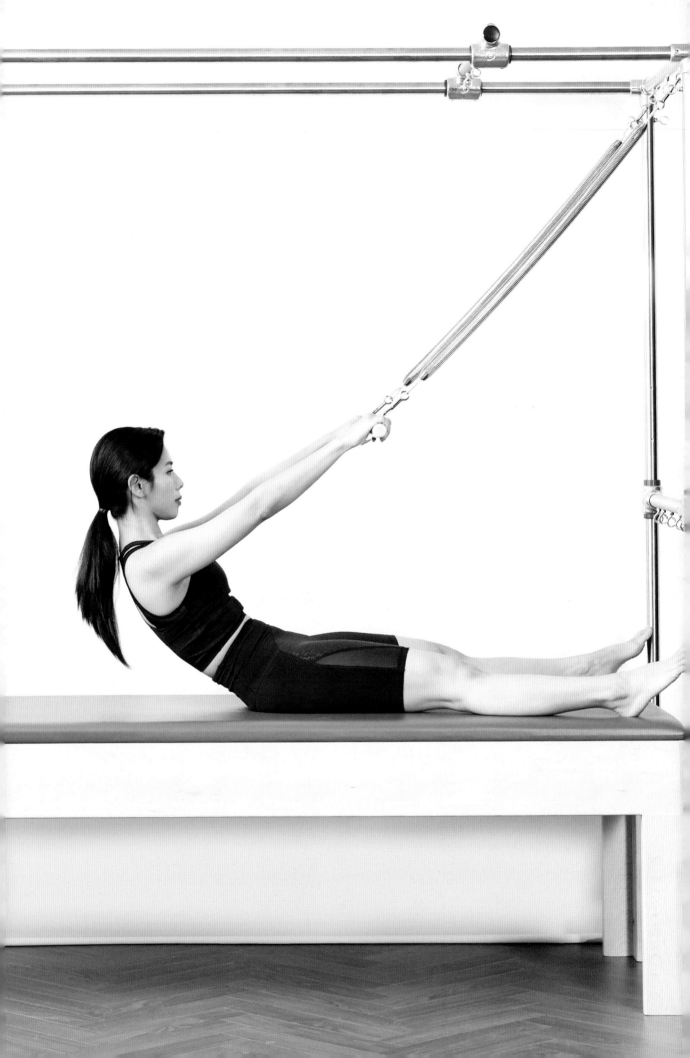

1

ROLL-DOWN BAR

01

ROLL-DOWN

반복 횟수
3~5회

● **운동 목표**: 척추의 분절 움직임을 익혀
  가동성을 향상시킨다.
● **목표 근육**: 복직근, 복사근, 고관절 굴곡
  근

● **시작 자세**: Sitting / Neutral
  시트 위에 앉아 Roll-down bar를 바라보고 준비한다.
  하지: 두 다리를 곧게 뻗어 발목을 Dorsi flexion하여 발바닥을 Upright bar에 붙인다.
  상지: 양팔을 곧게 뻗어 어깨너비 간격으로 Roll-down bar를 잡는다. 손바닥은 아래쪽
  을 향한다.

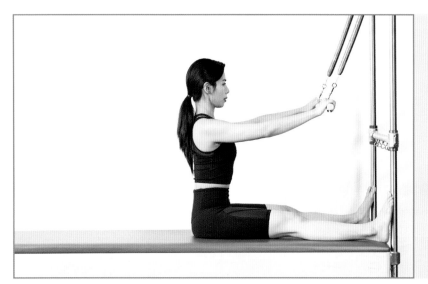

1

Inhale: 시작 자세를 유지하며
준비한다.

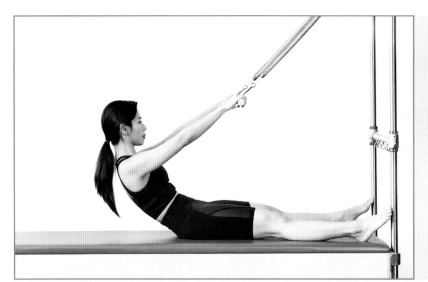

2

Exhale: 골반부터 뒤로 굴리듯
척추를 분절하여 Roll down을
시작한다.

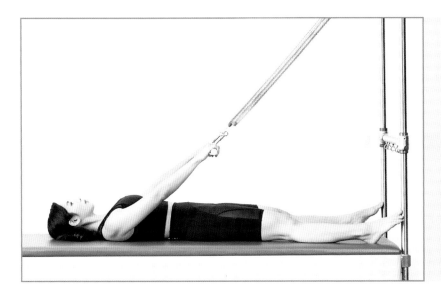

3

Inhale: 윗등에서 머리까지 완전히 시트에 내려놓는다.

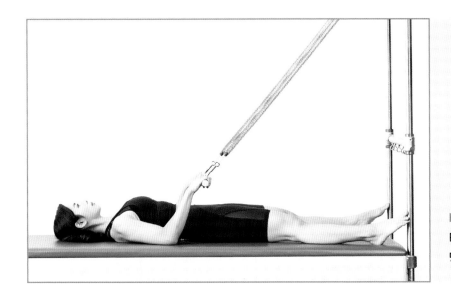

4

Exhale: 팔꿈치를 옆으로 접어 Roll-down bar를 가슴 쪽으로 당겨낸다.

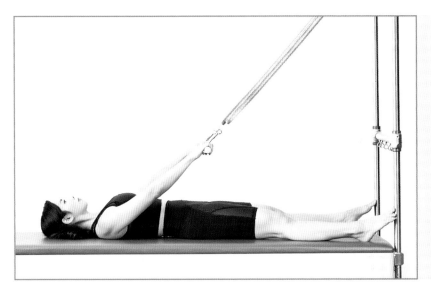

5

Inhale: 팔꿈치를 펴서 Roll-down bar를 제자리로 돌려보낸다.

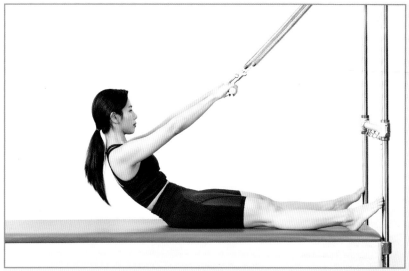

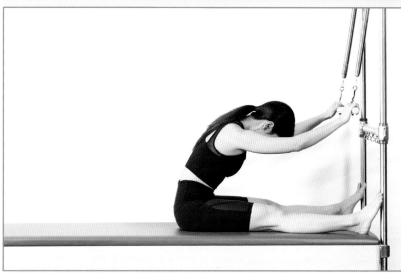

Exhale: 머리부터 시작하여 척추 마디마디를 바닥에서 떼어내듯 Roll up하며 상체를 허벅지 위까지 숙여 좌골 위에 완전히 체중을 싣는다.

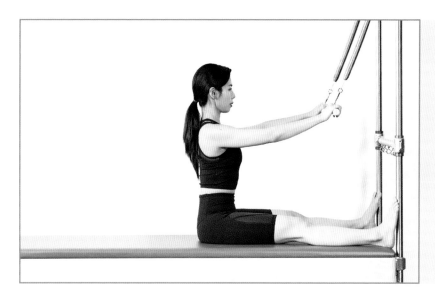

Inhale: 꼬리뼈부터 척추를 쌓아 올려 시작 자세로 돌아간다.

1. **팔꿈치 접었다 펴기 없이 동작하기**
   척추 분절만 연습한다.

2. **팔꿈치 접었다 폈다 3회 반복하기**
   견갑골과 흉곽을 안정화하는 데 집중한다.

3. **한 팔로 동작하기**
   Roll-down bar의 가운데를 한 손으로 잡고 진행하며, 팔꿈치를 접었다 펴는 동작은 생략한다. 몸통의 회전을 막기 위해 복사근과 다열근의 사용이 강조된다.

1. 몸통을 뒤로 기대지 않고, 복부의 힘을 이용하여 요추부터 차례로 분절하여 Roll down할 수 있도록 한다.

2. 팔꿈치를 굽혀 Roll-down bar를 가슴 쪽으로 당겨올 때 윗등이 시트에서 떨어지지 않도록 흉곽을 안정화한다.

3. 견갑의 안정화를 위해 Roll-down bar가 어깨의 위치보다 위로 올라가지 않아야 한다.

02 ROLL-DOWN WITH BACK EXTENSION PREP

반복 횟수
3·5회

● **운동 목표**: 척추를 굴곡, 신전하는 연속된 분절 움직임을 통해 협응력과 척추 가동성을 향상시킨다 .

● **목표 근육**: 복직근, 복사근, 고관절 굴곡근, 기립근

● **시작 자세**: Sitting / Neutral

시트 위에 앉아 Roll-down bar를 바라보고 준비한다.

하지: 두 다리를 곧게 뻗어 발목을 Dorsi flexion하여 발바닥을 Upright bar에 붙인다.

상지: 양팔을 곧게 뻗어 어깨너비 간격으로 Roll-down bar를 잡는다. 손바닥은 아래쪽을 향한다.

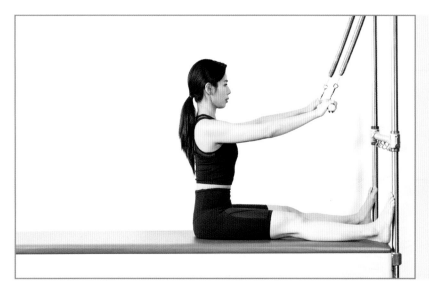

1

Inhale: 시작 자세를 유지하며 준비한다.

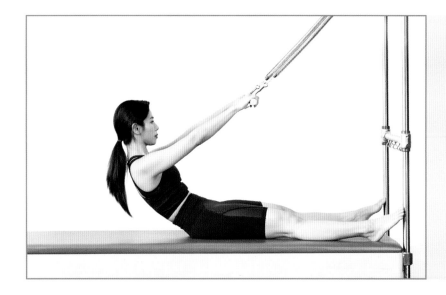

2

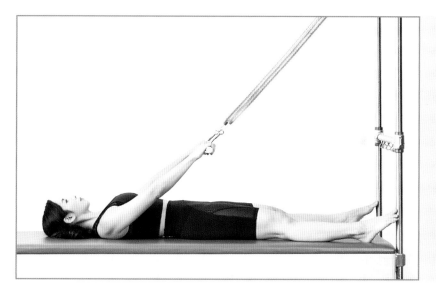

Exhale: 골반부터 뒤로 굴리듯 척추를 분절하여 Roll down하며 윗등에서 머리까지 완전히 시트에 내려놓는다.

3

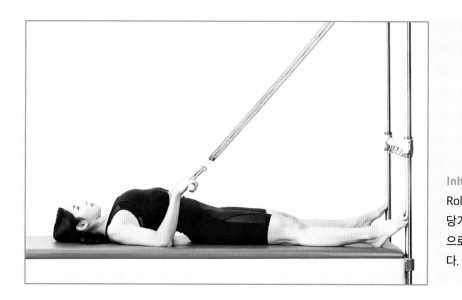

Inhale: 팔꿈치를 옆으로 접어 Roll-down bar를 가슴 쪽으로 당겨내며, 동시에 가슴을 천장으로 끌어올리듯 흉추를 신전한다.

4

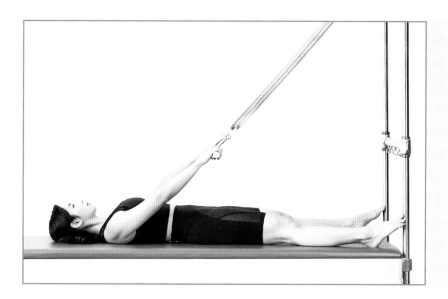

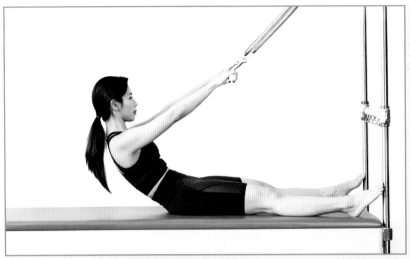

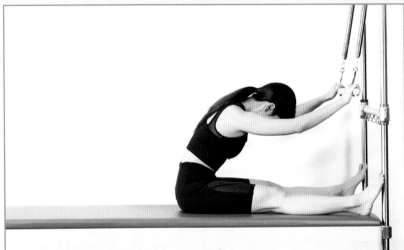

Exhale: 척추를 Neutral로 되돌리며, 팔꿈치를 펴서 Roll-down bar도 제자리로 돌려보낸다. 머리부터 시작하여 척추 마디마디를 바닥에서 떼어내듯 Roll up한다. 상체를 허벅지 위까지 숙여 좌골 위에 완전히 체중을 싣는다.

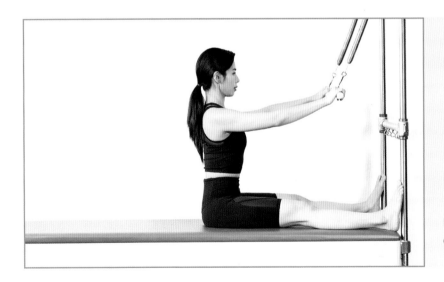

5

Inhale: 꼬리뼈부터 척추를 쌓아 올려 시작 자세로 돌아간다.

● **주의 사항**

1. 몸통을 뒤로 기대지 않고, 복부의 힘을 이용하여 요추부터 차례로 분절하여 Roll down할 수 있도록 한다.
2. 견갑골이 안정된 상태로 동작을 진행하며, 요추나 경추의 과신전을 피한다.

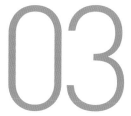

AIRPLANE PREP

● **운동 목표**: 하지를 Open kinetic chain 으로 두고 척추를 분절하는 복부 근육의 조절 능력을 향상시킬 수 있다.

● **목표 근육**: 복직근, 복사근, 고관절 신전 근

● **시작 자세**: Supine / Imprint
머리를 Roll-down bar 쪽으로 두고 누워서 준비한다.

하지: 다리는 골반 넓이만큼 벌려 무릎 뒤에 Roll-down bar를 걸고, 무릎을 접어 Bar 를 고정한다. 발의 위치는 무릎보다 낮아야 하고, 발목은 Plantar flexion한다.

상지: 양팔을 머리 위로 뻗어 어깨보다 약간 높은 위치에서 Upright bar를 잡는다.

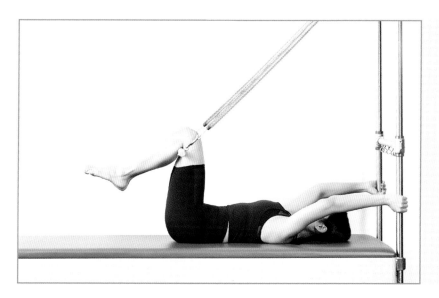

1

Inhale: 시작 자세를 유지하며 준비한다.

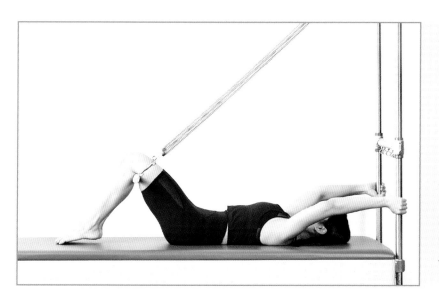

2

Exhale: 무릎을 접은 각도를 유 지하며 고관절 신전근의 힘으로 Roll-down bar를 끌어내려 발 끝으로 시트를 터치한다.

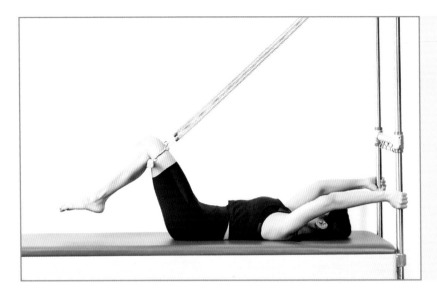

3

Inhale: 골반을 Imprint로 유지하며 무릎을 다시 몸통 쪽으로 가져온다.

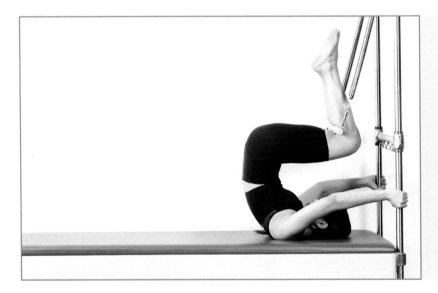

4

Exhale: 꼬리뼈부터 말아 올리듯 척추를 분절하여 윗등까지 바닥에서 띄워 올린다.

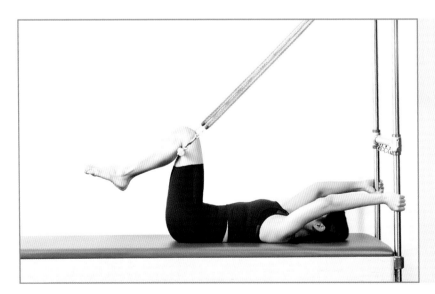

5

Inhale: 윗등부터 분절하며 Roll down하여 시작 자세로 돌아간다.

● 변형 동작

1. **다리 동작만 진행하기**

   고관절 신전근을 강화하는 데 집중한다. 골반의 Neutral 상태로 진행할 때에는 천골은 시트에 붙인 상태에서 진행한다.

   Inhale: 준비한다.

   Exhale: 고관절을 신전하여 발끝을 시트에 터치한다.

   Inhale: 고관절을 접어 제자리로 돌아간다.

2. **척추 분절만 진행하기**

   고관절은 굴곡한 상태로 진행하며, 척추의 움직임을 강조한다.

   Inhale: 준비한다.

   Exhale: 꼬리부터 말아 올리듯 윗등까지 몸을 띄워 올린다.

   Inhale: 윗등부터 분절하여 척추를 Roll down한다.

● 주의 사항

1. 무릎의 90도를 유지하며 무릎을 가져온다. 고관절이 과굴곡되거나 신전되는 것을 예방하고 몸을 들어 올리는 Spring의 하중을 더 강하게 받을 수 있다.

2. Upright bar를 잡은 손은 Bar를 밀어내는 힘을 써야 한다. 팔의 힘으로 Bar를 당겨 몸을 들어 올리지 않도록 한다.

3. Roll-down bar를 당겨 발끝으로 시트를 터치할 때 천골이 바닥에서 뜨지 않도록 주의한다.

4. Roll-down bar가 다리에서 빠지지 않도록 무릎을 접은 각도를 유지해야 한다.

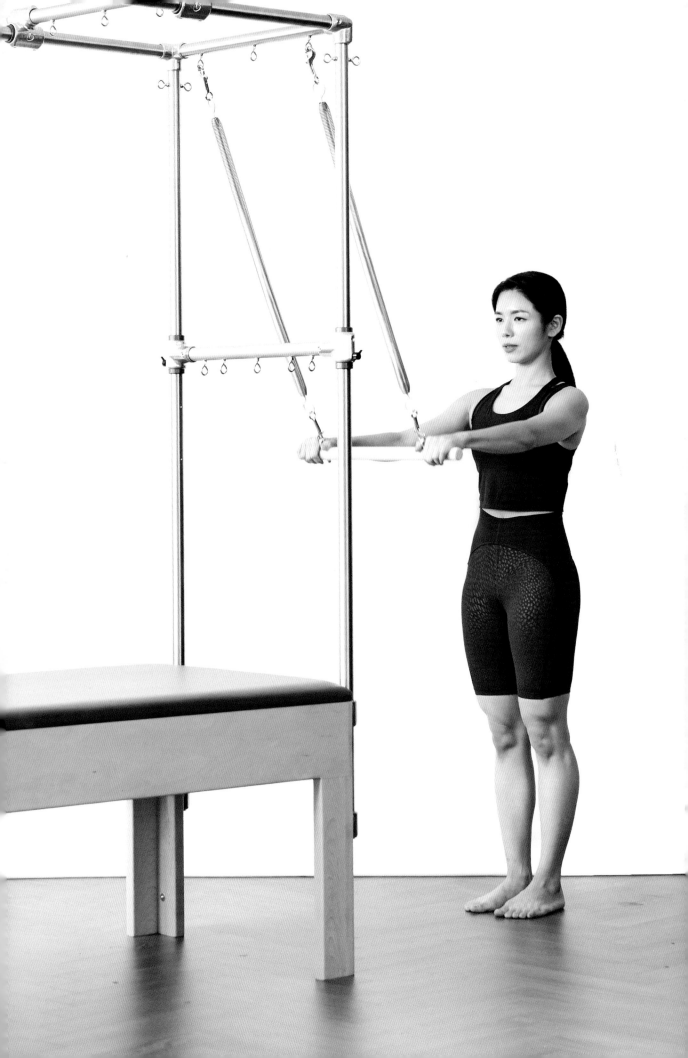

2

ROLL-DOWN BAR STANDING

---

04 LAT PRESS

● **운동 목표**: 견갑과 하지를 안정화하고 광배근의 사용을 인지한다.
● **목표 근육**: 복직근, 복사근, 기립근, 대둔근, 햄스트링, 광배근, 대원근

● **시작 자세**: Standing / Neutral
Cadillac 뒤에서 Roll-down bar를 바라보고 선다.
하지: 두 다리를 골반 넓이만큼 벌리고 발바닥 중앙에 무게 중심을 싣는다.
상지: 양팔은 어깨너비 간격으로 곧게 뻗어 Roll-down bar를 잡고, 손바닥은 아래쪽을 향한다.

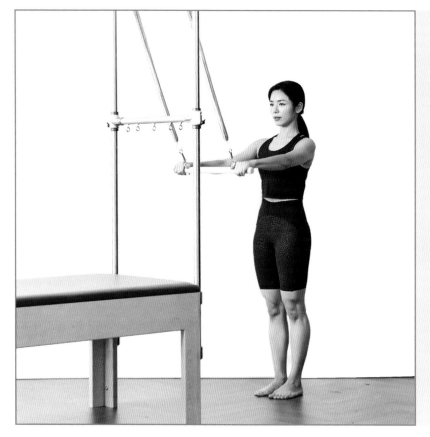

1

Inhale: 시작 자세를 유지하며 준비한다.

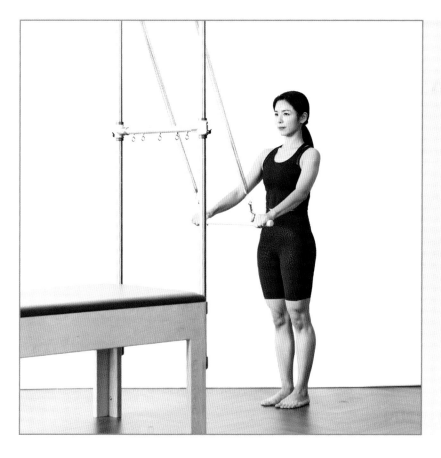

Exhale: 팔꿈치를 편 상태로
Roll-down bar를 눌러 내린다.

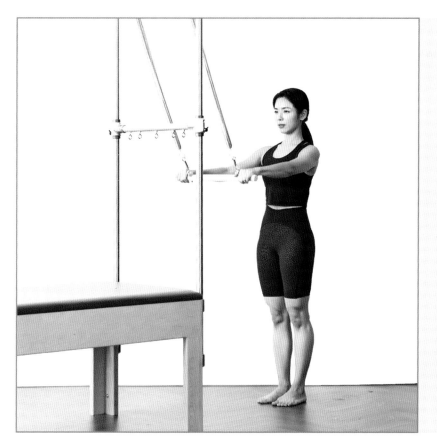

Inhale: 시작 자세로 돌아간다.

1. Rotational disc 위에 서서 동작하기
   몸의 균형을 잡기 어려워 난이도가 높아진다.

2. 베드 위에서 Kneeling 자세로 동작하기
   고관절의 안정화에 집중할 수 있고, 신장이 큰 경우 가동 범위를 늘려줄 수 있다.

1. 머리, 어깨, 흉곽, 골반, 하지로 이어지는 정렬을 바르게 유지하고, 어깨에서만 움직임이 일어날 수 있도록 한다.
2. 견갑골을 안정화한 상태로 동작을 수행해야 한다.
3. 손목이 꺾이지 않도록 주의한다.

05 PRESS DOWN

- **운동 목표**: 어깨와 팔꿈치가 동시에 복합적인 움직임을 진행하는 동안 몸통과 하지, 특히 견갑골을 안정화할 수 있도록 한다.
- **목표 근육**: 복직근, 복사근, 기립근, 대둔근, 햄스트링, 광배근, 대흉근, 상완삼두근

- **시작 자세**: Standing / Neutral
  Cadillac 뒤에서 Roll-down bar를 바라보고 선다.
  하지: 바르게 선 자세에서 발바닥 중앙에 무게 중심을 싣는다.
  상지: 양손을 붙여 Roll-down bar의 가운데를 잡고, 팔꿈치는 양옆을 향하도록 접어 손의 위치보다 조금 더 높게 올린다.

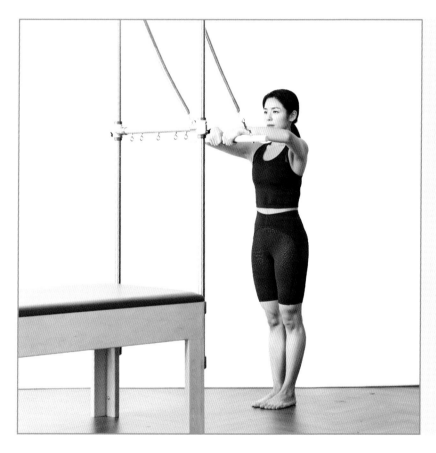

1

Inhale: 시작 자세를 유지하며 준비한다.

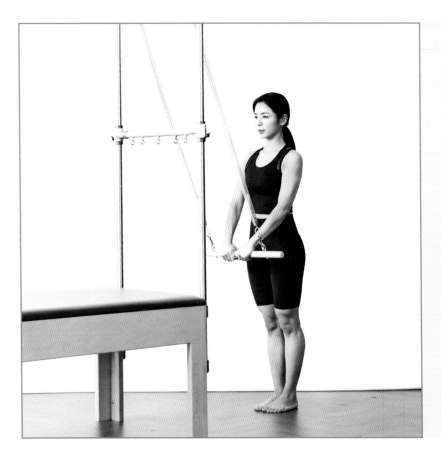

Exhale: Roll-down bar를 몸통
앞쪽으로 눌러 내린다.

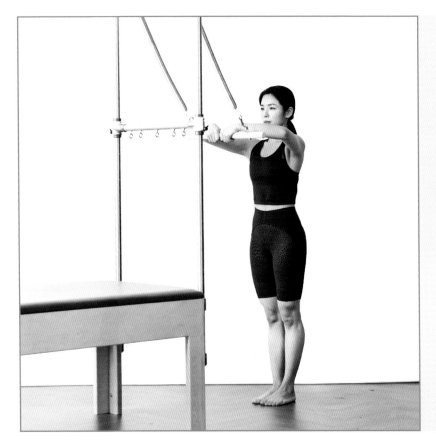

Inhale: Roll-down bar를 천천
히 올려 시작 자세로 돌아간다.

1. Rotational disc 위에 서서 동작하기
   몸의 균형을 잡기 어려워 난이도가 높아진다.

2. 베드 위에서 Kneeling 자세로 동작하기
   고관절의 안정화에 집중할 수 있고, 신장이 큰 경우 가동 범위를 늘려줄 수 있다.

1. 머리, 어깨, 흉곽, 골반, 하지로 이어지는 정렬을 바르게 유지하고, 어깨와 팔꿈치에서만 움직임이 일어날 수 있도록 한다.

2. 견갑골을 안정화한 상태로 동작을 수행해야 한다.

3. 손목이 꺾이지 않도록 주의한다.

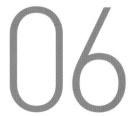

PRESS DOWN WITH TRICEPS

● **운동 목표**: 어깨와 견갑골을 안정화한 상태에서 팔꿈치를 신전하는 힘으로 Spring의 하중을 밀어내 상완삼두근을 강화할 수 있다.

● **목표 근육**: 복직근, 복사근, 기립근, 대둔근, 햄스트링, 상완삼두근

● **시작 자세**: Standing / Neutral
Cadillac 뒤에서 Roll-down bar를 바라보고 선다.

하지: 바르게 선 자세에서 발바닥 중앙에 무게 중심을 싣는다.

상지: 양팔은 어깨너비 간격으로 곧게 뻗어 Roll-down bar를 잡고, 손바닥은 아래쪽을 향한다.

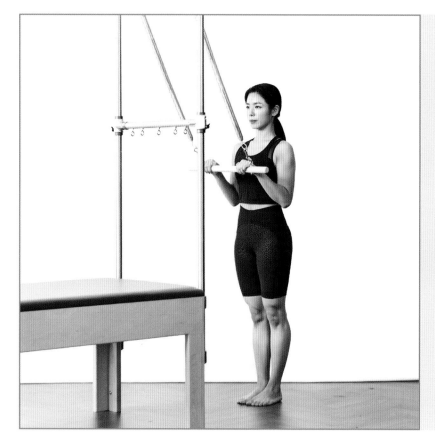

1

Inhale: 팔꿈치를 접어 옆구리 옆으로 당겨온다.

50

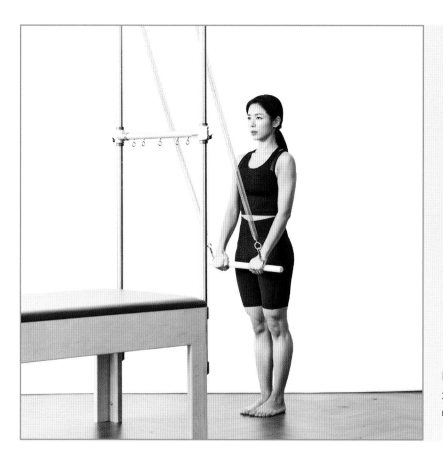

Exhale: 상완을 고정하고 팔꿈치를 펴서 Roll-down bar를 바닥 방향으로 누른다.

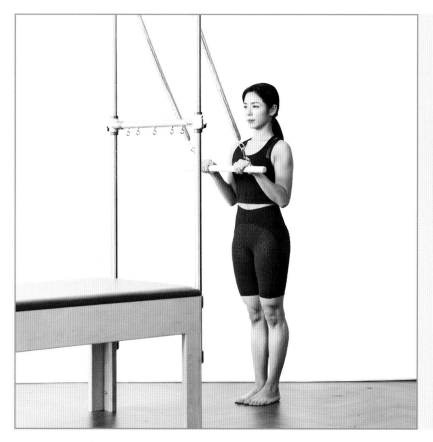

Inhale: 상완을 고정한 상태에서 팔꿈치만 굽혀 Roll-down bar를 올린다.

1. Rotational disc 위에 서서 동작하기
   몸의 균형을 잡기 어려워 난이도가 높아진다.

2. 베드 위에서 Kneeling 자세로 동작하기
   고관절의 안정화에 집중할 수 있고, 신장이 큰 경우 가동 범위를 늘려줄 수 있다.

3. 팔꿈치 접었다 펴기 3회 반복
   팔꿈치를 옆구리 옆에 두고 상완을 고정한 상태에서, 팔꿈치만 접었다 펴는 동작을 3회 반복하고 시작 자세로 돌아간다.

1. 머리, 어깨, 흉곽, 골반, 하지로 이어지는 정렬을 바르게 유지하고 어깨와 팔꿈치에서만 움직임이 일어날 수 있도록 한다.

2. 견갑골을 안정화한 상태로 동작을 수행해야 한다.

3. 손목이 꺾이지 않도록 주의한다.

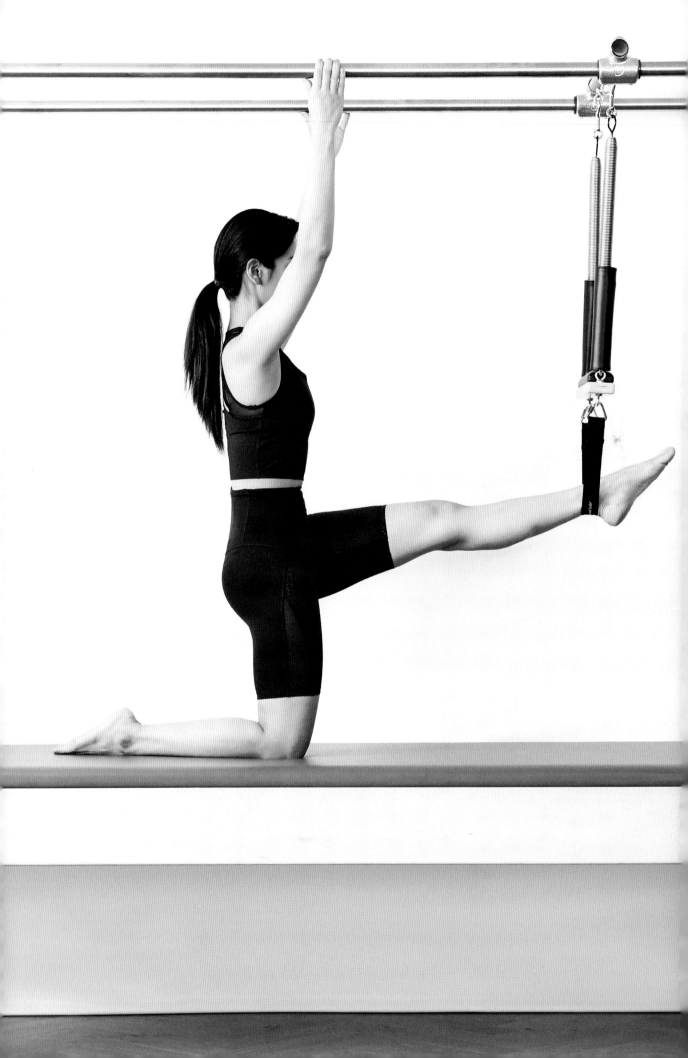

3

TRAPEZE

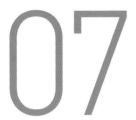 **BREATHING**

● **운동 목표**: 일정한 호흡 패턴을 유지하며, 척추의 분절 움직임과 어깨의 굴곡과 신전을 동시에 진행하여 신체 협응력을 향상시킬 수 있다.

● **목표 근육**: 복직근, 복사근, 대둔근, 햄스트링, 광배근, 대원근

● **시작 자세**: Supine / Neutral
머리가 Roll-down bar를 향하게 누워서 준비한다.

하지: 두 다리를 약간 외회전하고, 발목은 Dorsi flexion하여 발을 Trapeze strap에 건다.

상지: 양팔을 천장 방향으로 뻗어 Roll-down bar를 잡는다.

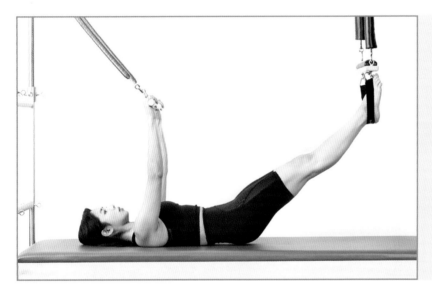

1

Inhale: 시작 자세를 유지하며 준비한다.

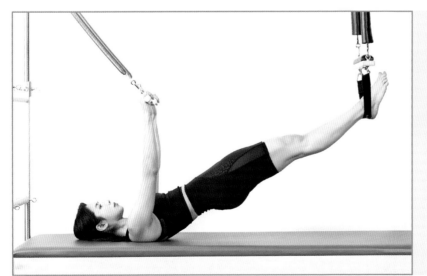

2

Exhale: 5초에 걸쳐 천천히 꼬리뼈부터 말아 올리듯 Roll up 한다. 체중은 윗등에 싣고 요추는 Neutral을 유지하며 Roll-down bar를 골반 쪽으로 당긴다.

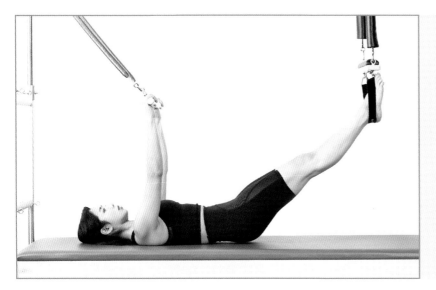

3

Inhale: 5초에 걸쳐 천천히 윗등부터 Roll down하며 Roll-down bar를 제자리로 보낸다.

▶5회 진행 후 역방향으로 이어서 반복

● 변형 동작

1. **4호흡으로 진행하기(Roll-down bar를 당기는 팔 동작은 생략)**
   Inhale: 준비한다.
   Exhale: 꼬리뼈부터 말아 올리듯 Roll up한다.
   Inhale: 자세를 유지한다.
   Exhale: 윗등부터 분절하여 Roll Down한다.
2. **팔 동작을 생략하고 척추 분절만 진행하기**
3. **척추 분절을 생략하고 팔 동작만 진행하기**
4. **척추 분절 시 무릎을 약간 구부리기**
   무릎을 약간 구부린 상태로 Roll up한 후 다리를 완전히 편다. 다시 무릎을 약간 구부려 Roll down한다.
5. **스타카토 호흡으로 진행**
   호흡 패턴과 신체 협응이 부족한 경우 호흡을 멈추지 않고 진행할 수 있도록 돕는다.

● 주의 사항

1. 5초에 걸쳐 끝까지 호흡을 마시고 뱉어야 한다. 동작 중 호흡을 참지 않도록 주의한다.
2. 척추를 Roll up하여 몸을 띄워 올렸을 때 복부 근육의 연결을 유지하여 척추가 과신전되지 않도록 한다.
3. 동작 중 견갑골을 안정화한 상태로 유지하며 손목이 꺾이지 않도록 유의한다.

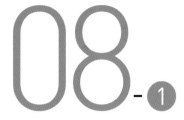

BALLET STRETCH KNEELING
Forward

● **운동 목표**: 고관절 주변 근육을 다양한 방향으로 늘려 가동 범위를 확보한다.

● **목표 근육**: 햄스트링, 내전근

● **시작 자세**: Kneeling / Neutral

Trapeze를 바라보고 베드 위에 무릎 꿇은 자세로 준비한다.

하지: 한쪽 다리는 앞으로 뻗어 Trapeze의 Strap에 발목을 올린다. 베드 위에 지지하고 있는 다리는 약간 외회전하여 준비한다.

상지: 양손으로 Horizontal bar나 Fuzzy를 잡는다.

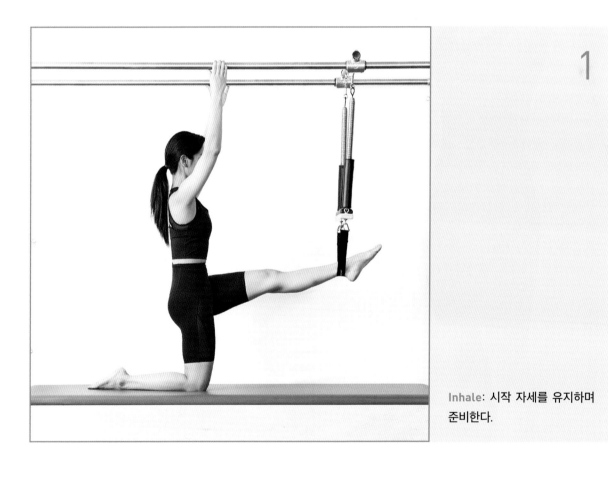

1

Inhale: 시작 자세를 유지하며 준비한다.

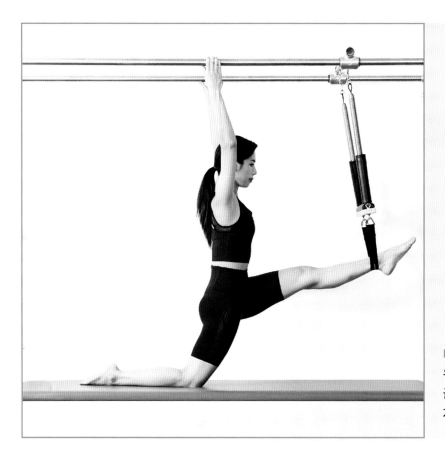

Exhale: 골반의 Neutral 상태를
유지할 수 있는 선까지 다리와
골반을 앞으로 밀어내 Lunge
자세를 만든다.

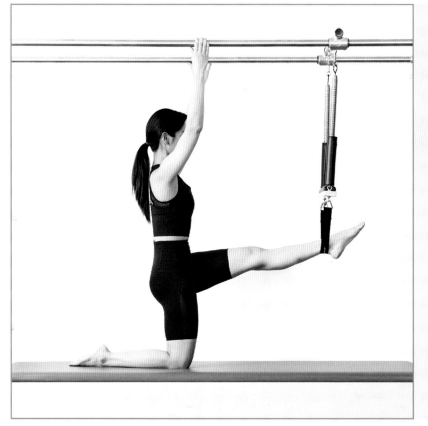

Inhale: 체중을 다시 뒤로 보내
서 시작 자세로 돌아간다(두 다
리가 모두 외회전되어 있어야
한다).

▶2회 진행 후 측면으로 방향 전환

08.②

BALLET STRETCH KNEELING
Lateral

● **운동 목표**: 고관절 주변 근육을 다양한 방향으로 늘려 가동 범위를 확보한다.
● **목표 근육**: 햄스트링, 내전근

● **시작 자세**: Kneeling / Neutral
시트 위에 무릎을 굽혀 선 자세로 준비한다.
하지: 한쪽 다리를 Trapeze의 Strap에 걸고 외회전하여 준비한다.
상지: 양손으로 Horizontal bar나 Fuzzy를 잡는다.

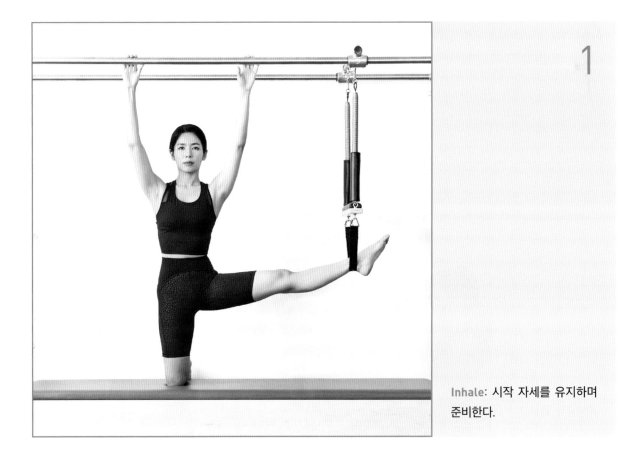

1

Inhale: 시작 자세를 유지하며 준비한다.

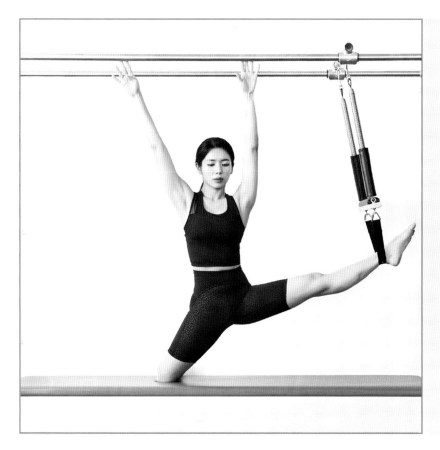

Exhale: 골반의 Neutral 상태를 유지할 수 있는 선까지 다리와 골반을 Trapeze 쪽으로 밀어내 Side lunge 자세를 만든다.

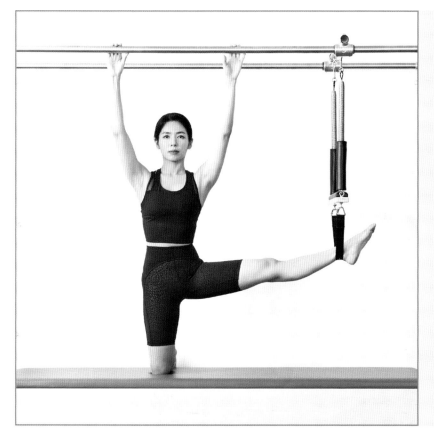

Inhale: 체중을 다시 반대쪽으로 옮겨 제자리로 돌아간다.
▶2회 진행 후 반대쪽 다리로 이어서 반복

1. Forward 방향의 동작을 수행할 때 두 다리를 모두 외회전으로 진행하기

2. 베드에 지지한 다리의 무릎 아래 쿠션, Extender 등 받쳐주기
   햄스트링이 타이트한 경우 지지하고 있는 다리의 위치를 높여준다.

1. 동작을 진행하며 골반의 좌우 수평 정렬을 유지하도록 노력한다.

2. 골반과 고관절의 정렬을 바르게 유지해야 한다. 골반이 한쪽으로 치우치거나 기울지 않도록 한다.

3. 몸통의 안정성을 유지하기 위해 복부 근육의 연결을 활성화한다.

4. Strap에 올린 다리를 고관절과 같은 직선상에서 유지해야 한다.

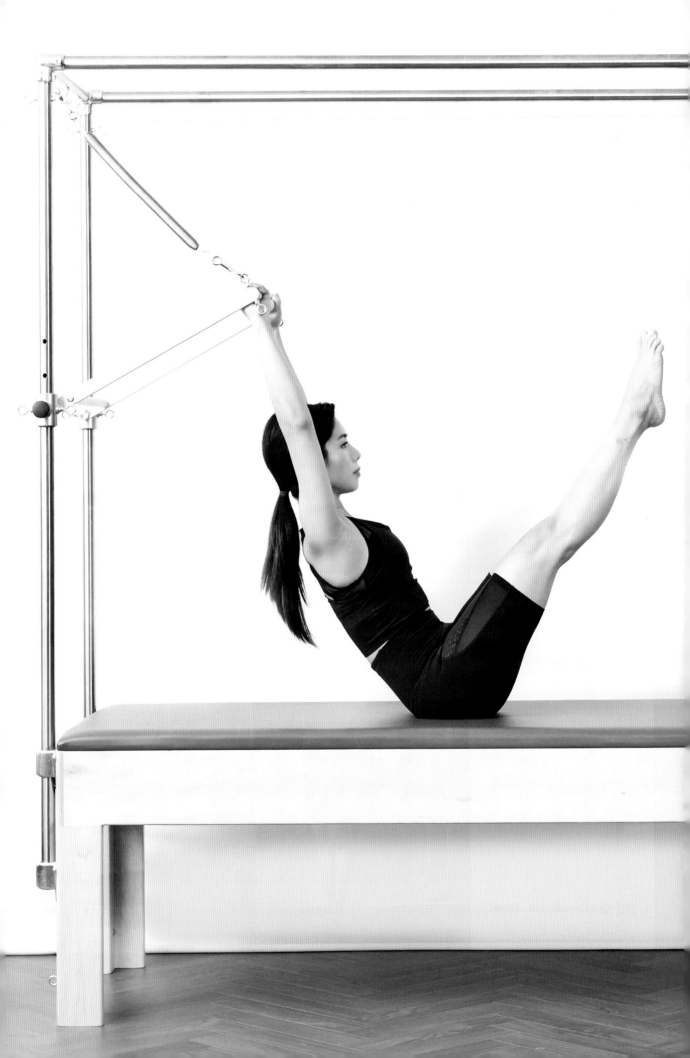

4

PUSH-THRU BAR WITH SPRINGS FROM ABOVE

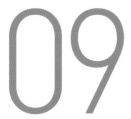

09 LAT PULL

● **운동 목표**: 견갑골을 안정화하며 광배
근과 대원근을 활성화하여 어깨를 신
전하는 움직임을 익힌다.
● **목표 근육**: 광배근, 대원근

● **시작 자세**: Sitting / Neutral
Push-thru bar보다 약간 뒤쪽에 앉아 bar를 바라보며 준비한다.
하지: 양반다리로 앉아 양쪽 좌골에 체중을 동일하게 싣는다.
상지: 양손은 손바닥이 얼굴 방향을 바라보도록 어깨너비 간격
으로 벌려 Push-thru bar를 잡는다. 팔꿈치를 자연스럽게 구부
린다.

기구 조절
PUSH-THRU
BAR 베드 방향,
2 SPRING

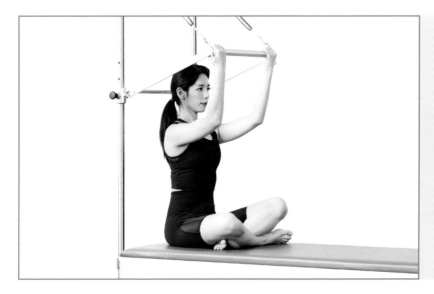

1

Inhale: 시작 자세를 유지하며
준비한다.

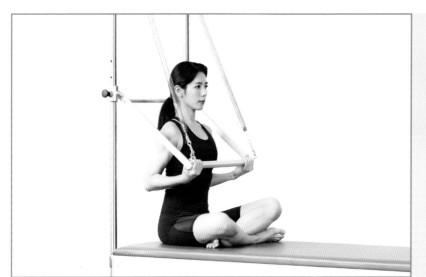

2

Exhale: 양손으로 Push-thru
bar를 당겨 팔꿈치가 몸통 옆으
로 내려오도록 한다.

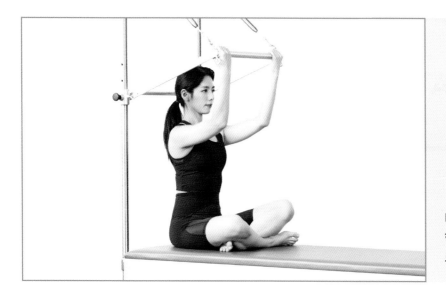

Inhale: 견갑골의 위치는 고정한 상태로, Push-thru bar를 위로 보내 시작 자세로 돌아간다.

● **변형 동작**

1. **한쪽 팔로 동작하기(1 Spring)**
   한쪽 손으로 어깨와 같은 선상에서 Bar를 잡고 반대쪽 손은 무릎 위에 두고 동작한다. 몸통의 회전을 막기 위해 복사근과 다열근의 사용이 강조된다.

2. **Standing 자세로 동작하기**
   Push-thru bar가 베드 바깥쪽을 향하도록 설치하고, Cadillac을 등지고 서서 진행한다.

3. **Rotational disc 위에 서서 동작하기**
   Push-thru bar가 베드 바깥쪽을 향하도록 설치하고, Cadillac을 등지고 서서 진행한다.

4. **앉은 자세를 조정하기**
   엉덩이 밑에 쿠션이나 Extender를 깔거나, 두 다리를 붙여 무릎을 세우고 약간 구부린 상태로 동작한다.

5. **손바닥 방향을 뒤집어서 동작하기**
   손등이 얼굴 쪽을 바라보도록 Push-thru bar를 잡고 진행한다. 견갑골의 안정화가 힘든 경우 적용할 수 있으나, 말린 어깨를 가진 경우에는 적용하지 않는다.

● **주의 사항**

1. Push-thru bar를 당겨 내리기 전에 견갑골을 안정화해야 한다.
2. 척추를 Neutral로 유지할 수 있을 때까지만 Push-thru bar를 당긴다.
3. 목과 어깨의 과긴장을 피하고, 견갑골을 안정화할 수 있는 범위 내에서 움직인다.
4. 손목이 꺾이지 않도록 주의한다.

10 SCAPULA ISOLATION

반복 횟수
5회

● **운동 목표**: 견갑골의 전인, 후인 움직임을 익힌다.
● **목표 근육**: 승모근, 능형근

● **시작 자세**: Supine / Neutral
Push-thru bar 아래에 머리를 두고 누워서 준비한다.
하지: 두 다리를 모아 무릎을 구부려 세운다(척추와 골반의 Neutral이 가능한 경우 다리를 펴고 진행할 수 있다).
상지: 양팔은 뻗어 손등이 얼굴 방향을 바라보도록 어깨너비 간격으로 Push-thru bar를 잡는다. 어깨와 손목이 같은 직선상에 위치할 수 있도록 한다.

기구 조절
PUSH-THRU BAR 베드 방향,
1 OR 2 SPRING

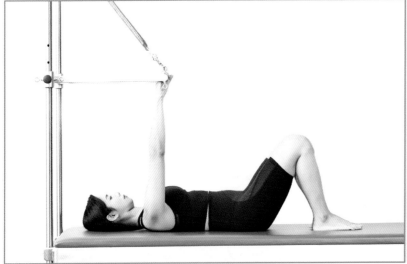

1

시작 자세를 유지한다.

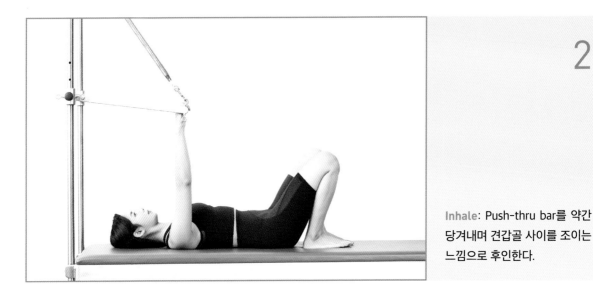

2

Inhale: Push-thru bar를 약간 당겨내며 견갑골 사이를 조이는 느낌으로 후인한다.

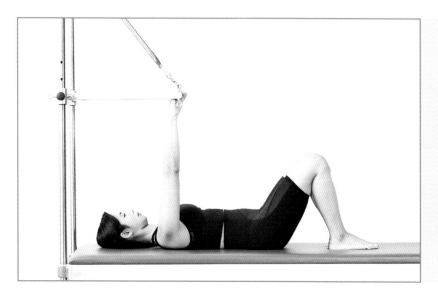

Exhale: Push-thru bar를 천장 방향으로 약간 밀어내며 견갑골을 Neutral로 되돌린다.

▶5~10회 반복

● **변형 동작**

1. **한쪽 팔로 동작하기(1 Spring)**
   한쪽 손으로 어깨와 같은 선상에서 Bar를 잡고 반대쪽 손은 무릎 위에 두고 동작한다. 몸통의 회전을 막기 위해 복사근과 다열근의 사용이 강조된다.

2. **손바닥 방향을 뒤집어서 동작하기**
   손바닥이 얼굴 쪽을 바라보도록 Push-thru bar를 잡고 진행한다. 견갑골의 안정화가 힘든 경우 적용할 수 있다.

3. **가동 범위 늘려서 동작하기**
   한 호흡에 견갑골의 전인 상태에서 후인까지 연결하여 동작한다.

● **주의 사항**

1. 척추를 Neutral로 유지할 수 있을 때까지만 Push-thru bar를 움직인다.

2. 견갑골을 후인하는 동안 어깨가 올라가거나 견갑골이 흉곽에서 들뜨지 않도록 주의하여 편평한 상태를 유지한다.

3. 손목이 꺾이지 않도록 주의한다.

11 PULL DOWN

- **운동 목표**: 견갑골과 척추를 안정화된 상태로 유지하며, 상지의 복합적인 움직임을 만든다(어깨의 수평 외·내전, 팔꿈치의 굴곡과 신전).
- **목표 근육**: 상완이두근, 후삼각근

- **시작 자세**: Supine / Neutral
  Push-thru bar 아래에 머리를 두고 누워서 준비한다.
  하지: 두 다리를 모아 무릎을 구부려 세운다(척추와 골반의 Neutral이 가능한 경우 다리를 펴고 진행할 수 있다).
  상지: 양팔은 뻗어 손등이 얼굴 방향을 바라보도록 어깨너비 간격으로 벌려 Push-thru bar를 잡는다. 어깨와 손목이 같은 직선상에 위치할 수 있도록 한다.

기구 조절
PUSH-THRU
BAR 베드 방향,
1 OR 2 SPRING

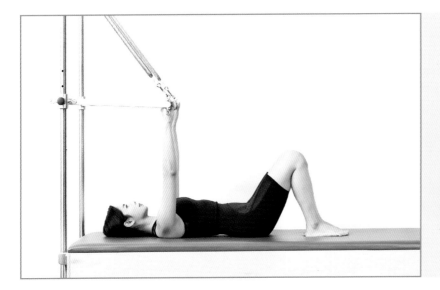

1

Exhale: Push-thru bar를 천장 방향으로 약간 밀어내며 견갑골을 Neutral로 되돌린다.

▶5~10회 반복

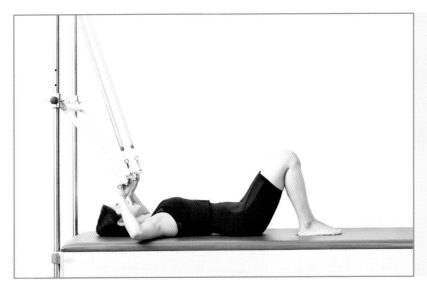

2

Exhale: 팔꿈치는 양옆을 향하도록 넓게 접어 Push-thru bar를 가슴을 지나 이마 쪽으로 끌어온다.

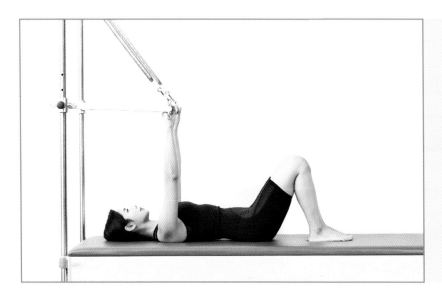

Inhale: 팔꿈치를 펴서 시작 자세로 돌아간다.

● 변형 동작

1. **한쪽 팔로 동작하기(1 Spring)**
   한쪽 손으로 어깨와 같은 선상에서 Bar를 잡고 반대쪽 손은 무릎 위에 두고 동작한다. 몸통의 회전을 막기 위해 복사근과 다열근의 사용이 강조된다.

2. **손바닥 방향을 뒤집어서 동작하기**
   손바닥이 얼굴 쪽을 바라보도록 Push-thru bar를 잡고 진행한다. 상완이두근의 사용이 강조된다.

● 주의 사항

1. 척추를 Neutral로 유지할 수 있을 때까지만 Push-thru bar를 움직인다.
2. 어깨가 올라가거나 견갑골이 흉곽에서 들뜨지 않도록 주의하여 편평한 상태를 유지한다.
3. 손목이 꺾이지 않도록 주의한다.

12 PUSH-THRU ON BACK

- **운동 목표**: 견갑골과 척추를 안정화된 상태로 유지하며, 상지의 복합적인 움직임을 만든다(어깨의 수평 외·내전, 굴곡, 신전, 팔꿈치의 굴곡과 신전).
- **목표 근육**: 상완이두근, 삼각근, 상완삼두근

- **시작 자세**: Supine / Neutral
  Push-thru bar 아래에 머리를 두고 누워서 준비한다.
  하지: 두 다리를 모아 무릎을 구부려 세운다(척추와 골반의 Neutral이 가능한 경우 다리를 펴고 진행할 수 있다).
  상지: 양팔은 뻗어 손등이 얼굴 방향을 바라보도록 어깨너비 간격으로 벌려 Push-thru bar를 잡는다. 어깨와 손목이 같은 직선상에 위치할 수 있도록 한다.

기구 조절
PUSH-THRU
BAR 베드 방향,
2 SPRING

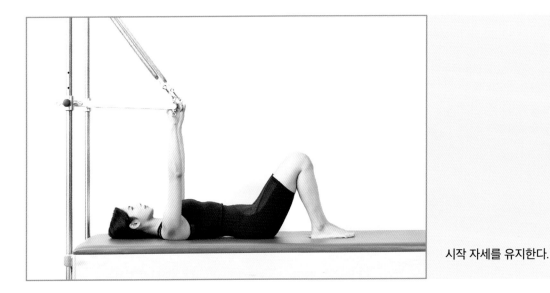

1

시작 자세를 유지한다.

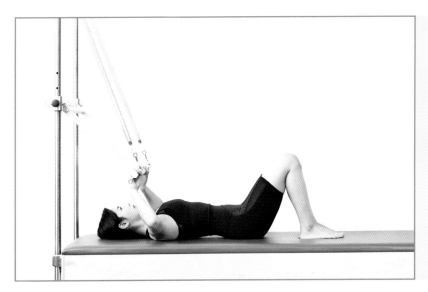

2

Inhale: 팔꿈치는 양옆을 향하도록 넓게 접어 Push-thru bar를 가슴 쪽으로 끌어온다.

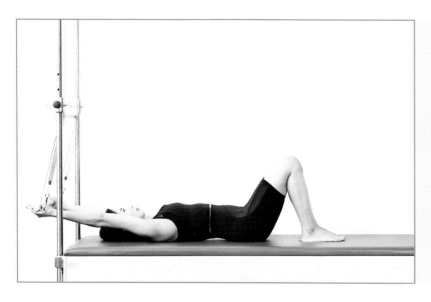

Exhale: Push-thru bar를 당겨 얼굴 앞을 지나면, 정수리 방향으로 길게 밀어낸다(Upright bar보다 약간 뒤쪽까지 밀려난다).

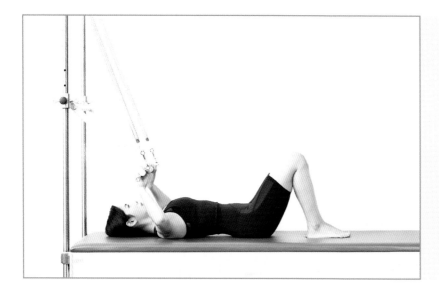

Inhale: 다시 팔꿈치를 넓게 접으면 Push-thru bar가 얼굴 앞을 지난다.

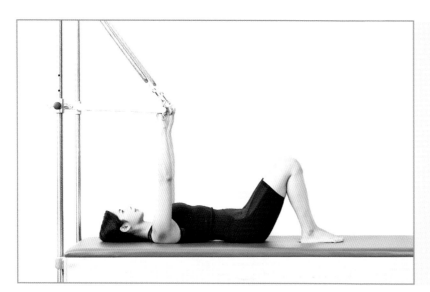

Exhale: Push-thru bar를 천장 방향으로 밀어내 시작 자세로 돌아간다.

1. **한쪽 팔로 동작하기(1 Spring)**
   한쪽 손으로 어깨와 같은 선상에서 Bar를 잡고 반대쪽 손은 무릎 위에 두고 동작한다. 몸통의 회전을 막기 위해 복사근과 다열근의 사용이 강조된다.

2. **Scapula isolation 추가하기**
   Push-thru bar를 정수리 방향으로 밀어 올린 상태에서, 견갑의 상승과 하강을 반복한다.

1. 척추를 Neutral로 유지할 수 있을 때 까지만 Push-thru bar를 움직인다

2. 견갑골을 안정화하여 동작 중 어깨가 올라가거나, 지나치게 전인되지 않도록 유의한다.

3. 손목이 꺾이지 않도록 주의한다.

13 PUSH-THRU ON BACK WITH ROLL UP

반복 횟수
3~5회

- **운동 목표**: 상지의 복합적인 움직임을 진행함과 동시에 척추를 분절하는 복부 근육의 조절 능력과 신체 협응력을 향상킨다.
- **목표 근육**: 상완이두근, 삼각근, 상완삼두근, 복직근, 복사근

- **시작 자세**: Supine / Neutral
Push-thru bar 아래에 머리를 두고 누워서 준비한다.
하지: 두 다리를 모아 무릎을 구부려 세운다(척추와 골반의 Neutral이 가능한 경우 다리를 펴고 진행할 수 있다).
상지: 양팔은 손바닥이 천장을 향하도록 어깨너비 간격으로 벌려 Push-thru bar를 잡는다. Push-thru bar는 정수리 방향으로 밀어내 Upright bar보다 약간 뒤에 위치한다.

기구 조절
PUSH-THRU BAR 베드 방향,
1 SPRING

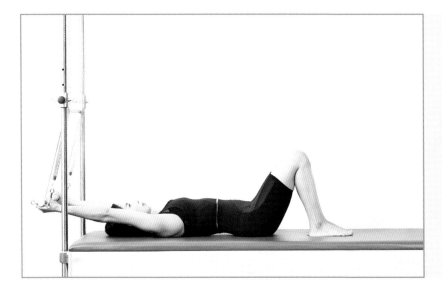

1

시작 자세를 유지한다.

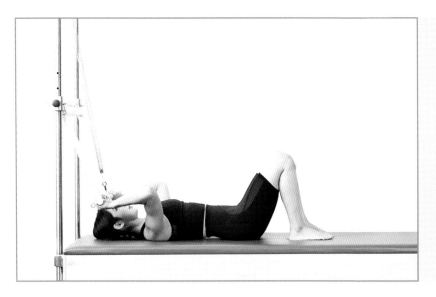

2

Inhale: 팔꿈치는 양옆을 향하도록 넓게 접어 Push-thru bar를 이마 앞까지 끌어온다.

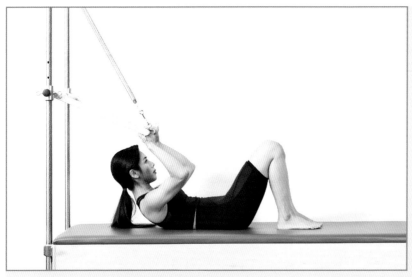

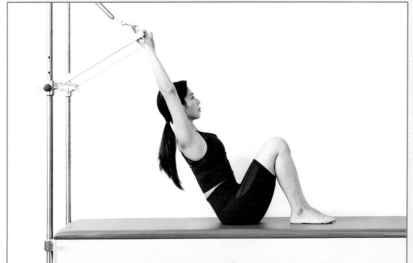

Exhale: 시선이 Push-thru bar
를 따라가며 머리부터 척추를
분절하여 Roll up한다. 정수리
부터 꼬리뼈까지 사선 일직선을
이루도록 상체를 세우고 팔은
머리 위로 뻗어 올린다.

4

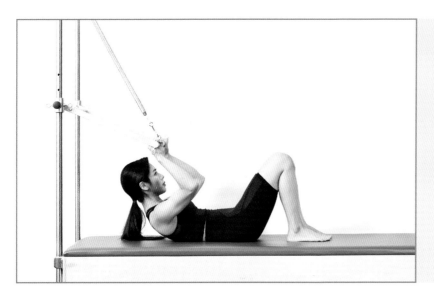

Inhale: 팔꿈치는 양옆을 향하
도록 넓게 접어 Push-thru bar
를 이마 앞까지 끌어온다.
Exhale: 골반부터 뒤로 굴리듯
척추를 분절하여 Roll down을
시작한다.

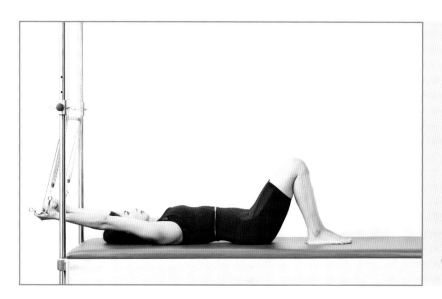

Inhale: 머리가 바닥에 닿으면 Push-thru bar를 정수리로 뻗어내며 시작 자세로 돌아간다.

● **변형 동작**

1. **Arm presses 추가하기**
   상체를 사선 일직선으로 세워 올라왔을 때, 팔꿈치만 접었다 펴는 동작을 3회 반복한다. 견갑골과 척추를 안정화하기 어려워진다.

2. **골반을 약간 Imprint로 동작하기**
   상체를 사선 일직선으로 세워 올렸을 때 척추와 골반의 Neutral 상태를 유지하기 어려운 경우 약간의 Imprint를 허용한다.

● **주의 사항**

1. 상체를 사선 일직선으로 세웠을 때, 흉추가 과신전되거나 흉곽이 튀어나오지 않도록 복부 근육의 연결을 유지한다.

2. Roll down할 때는 상체를 뒤로 기대지 않고, 요추부터 분절하여 내려갈 수 있도록 유의한다.

3. 동작 중 견갑골의 안정화를 유지하며 손목이 꺾이지 않도록 주의한다.

14 TEASER PREP

반복 횟수
5~10회

- **운동 목표**: 상지와 하지의 복합적인 움직임을 동시에 진행하며 척추를 분절하는 복부 근육의 조절 능력과 신체 협응력을 향상킨다.
- **목표 근육**: 상완이두근, 삼각근, 상완삼두근, 복직근, 복사근, 고관절 굴곡근

- **시작 자세**: Supine / Neutral
Push-thru bar 아래에 머리를 두고 누워서 준비한다.
하지: 두 다리를 모아 곧게 펴고, 발목은 Plantar flexion한다.
상지: 양팔은 손바닥이 천장을 향하도록 어깨너비 간격으로 벌려 Push-thru bar를 잡는다. Push-thru bar는 정수리 방향으로 밀어내 Upright bar보다 약간 뒤에 위치한다.

기구 조절
PUSH-THRU
BAR 베드 방향,
1 SPRING

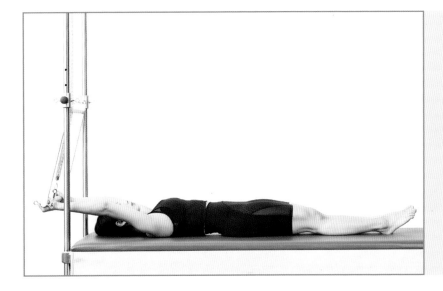

1

시작 자세를 유지한다.

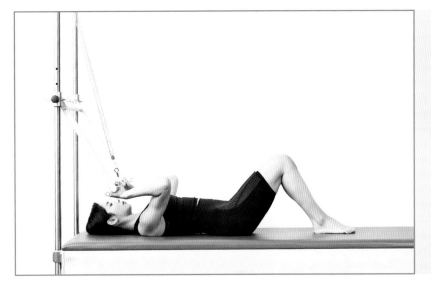

2

Inhale: 팔꿈치는 양옆을 향하도록 넓게 접어 Push-thru bar가 이마 앞을 지나면, 동시에 발 끝으로 베드를 쓸어오듯 무릎을 구부린다.

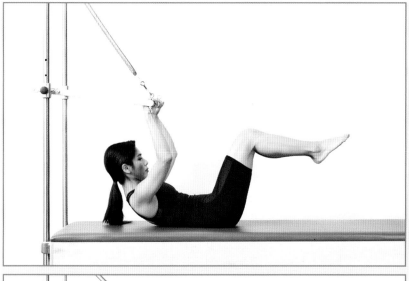

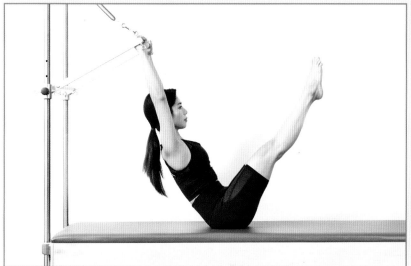

Exhale: 시선이 Push-thru bar 를 따라가며 머리부터 척추를 분절하여 Roll up한다. 동시에 무릎을 몸 쪽으로 당겨오며 골반 Imprint를 만든 후 등은 곧게 펴 세운다. 팔은 귀 옆에서 머리 위로 뻗어 올리고 다리는 대각선 위쪽 방향으로 뻗어 몸 전체가 V 형태가 될 수 있도록 한다.

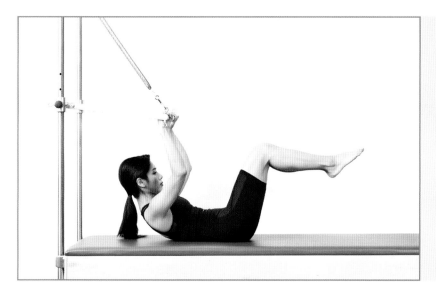

Inhale: 골반부터 뒤로 굴리듯 상체의 Roll down을 시작한다. 무릎과 팔꿈치도 함께 구부려 내려온다.

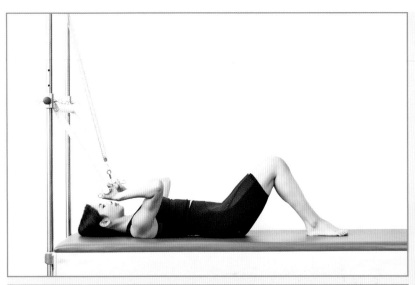

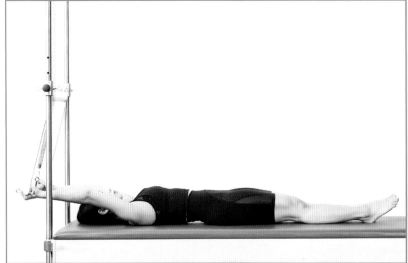

Exhale: Roll down을 이어가
며, 발끝이 베드에 닿으면 무릎
과 팔꿈치를 모두 펴서 시작 자
세로 돌아간다.

● 변형 동작

한쪽 다리로 동작하기

팔꿈치를 접어 Push-thru bar를 당겨올 때 한쪽 무릎만 구부려 몸
통 쪽으로 당기고, 한쪽 다리는 베드에 붙인 상태를 유지한다. 상체
를 Roll up할 때 한쪽 다리만 대각선 위로 뻗는다. 유연성이 부족할
경우 반대쪽 다리는 무릎을 약간 구부려 발끝이 베드에 닿도록 할
수 있다. 복부 근육의 부담이 줄어들지만, 햄스트링의 유연성을 요
한다.

● 주의 사항

1. Roll up과 Roll down을 진행할 때 반드시 골반의 Imprint 상
   태를 거쳐야 한다. Roll up 시에는 Imprint 골반을 만든 후에
   발끝이 베드에서 떨어져야 하며, Roll down 시에는 Imprint
   자세를 만든 후에 발끝이 베드에 닿아야 한다.
2. 상체를 세우고 몸 전체를 V 형태로 완성했을 때 체중을 좌골보
   다 약간 뒤쪽에 싣고 요추를 약간 굴곡한 상태로 유지한다.
3. Roll down할 때는 상체를 뒤로 기대지 않고 요추부터 분절하
   여 내려갈 수 있도록 유의한다.
4. 동작 중 견갑골의 안정화를 유지하며 손목이 꺾이지 않도록
   주의한다.

15 CAT PREP

- **운동 목표**: 연속적인 척추의 분절 움직임을 인지하며 척추의 가동성을 향상시킨다.
- **목표 근육**: 광배근, 복직근, 복사근

- **시작 자세**: Sitting / Neutral
  Push-thru bar를 바라보고 앉는다.
  하지: 두 다리를 모아 엉덩이를 발뒤꿈치 위에 두고 무릎 꿇고 앉는다.
  상지: 양팔은 앞으로 뻗어 어깨너비 간격으로 벌려 Push-thru bar를 잡는다.

기구 조절
PUSH-THRU
BAR 베드 방향,
1 SPRING

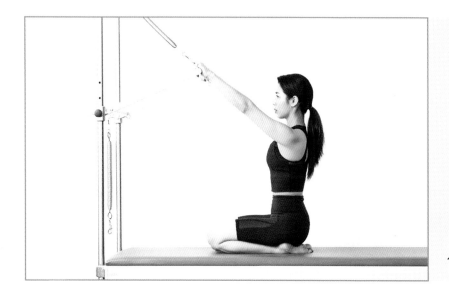

1

시작 자세를 유지한다.

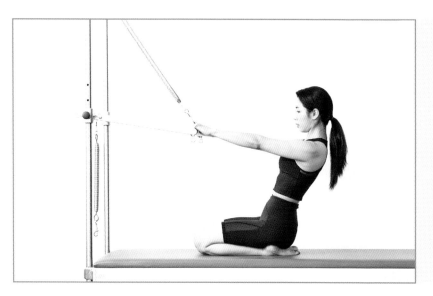

2

Inhale: 상체를 곧게 세운 상태에서 뒤로 기울여 Push-thru bar가 약간 아래로 내려오도록 한다.

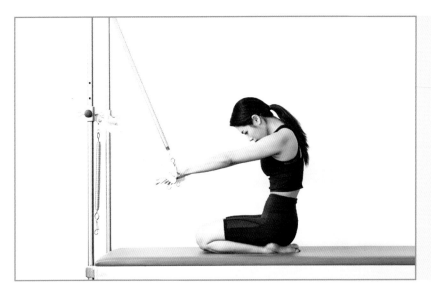

3

Exhale: 머리부터 앞으로 척추를 분절하며 상체를 굴곡하여 Push-thru bar를 밀고 내려간다.

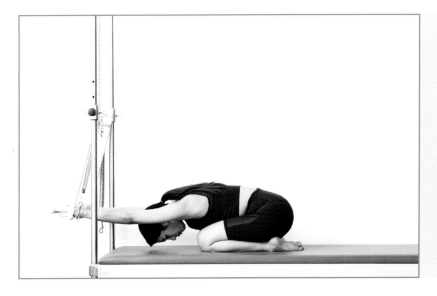

4

Inhale: 가슴이 바닥을 바라본 상태에서 꼬리뼈부터 척추를 펼쳐 Push-thru bar를 앞으로 밀어낸다.

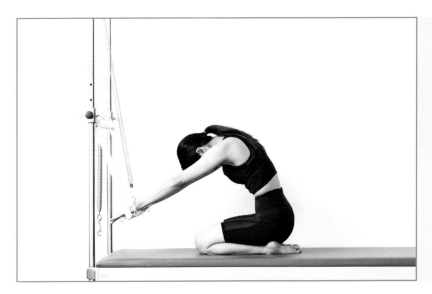

5

Exhale: 꼬리뼈부터 뒤로 척추를 분절해 상체를 굴곡하여 Push-thru bar를 가지고 온다.

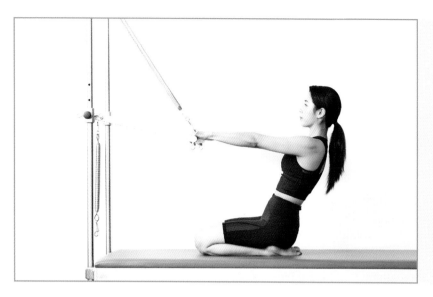

Exhale: 상체를 Neutral로 세운 후 뒤로 약간 기울여 Hinge 자세를 만든다.

6

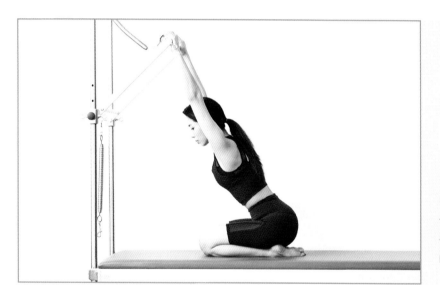

Inhale: Push-thru bar를 위로 들어 올리며 상체를 앞으로 기울인다. 이때 정수리부터 꼬리뼈까지 사선 일직선을 이룬다.

7

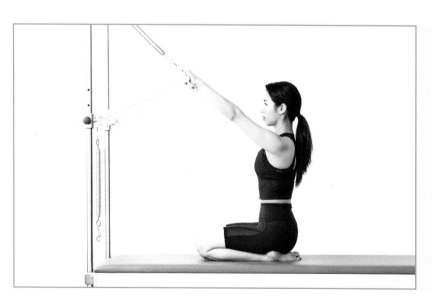

Exhale: 상체를 똑바로 세워 앉으며 시작 자세로 돌아간다.

상체를 뒤로 기울이는 Hinge 동작 없이 진행

Roll down, Roll up 시에 상체를 기울이는 대신 팔꿈치를 굽혀 Push-thru bar를 당겨 온다.

1. 척추의 분절 움직임을 만들 때 경추가 흉추의 곡선을 자연스럽게 따라갈 수 있도록 한다. 특히 흉추가 굴곡할 때 경추만 신전하여 머리가 들려 있는 자세를 주의한다.

2. 상체를 굴곡하여 Push-thru bar를 밀고 내려갈 때 고관절을 접어 상체를 숙이지 않고 복부 근육의 힘을 이용하여 척추를 분절해야 한다.

3. 척추의 신전 움직임을 만들 때 어깨가 손보다 높게 위치해야 견갑의 안정화를 이룰 수 있다.

4. 척추의 과신전을 피하기 위해 복사근의 연결을 유지해야 한다.

16 SWAN DIVE

● **운동 목표**: 견갑골과 하지를 안정화한 상태에서 척추를 신전하여 기립근과 고관절 신전근을 강화할 수 있다.

● **목표 근육**: 척추기립근, 대둔근, 햄스트링, 광배근

● **시작 자세**: Prone / Neutral
Push-thru bar를 아래로 밀어 Upright bar와 같은 선상에 놓이도록 맞춘다.

하지: 두 다리는 어깨너비로 벌려 외회전하고, 발목은 Plantar flexion으로 유지한다.

상지: 양손을 어깨너비 간격으로 벌려 Push-thru bar를 잡고, 정수리 방향으로 길게 뻗는다. 손바닥은 아래쪽을 향한다.

기구 조절
PUSH-THRU
BAR 베드 방향,
1 SPRING

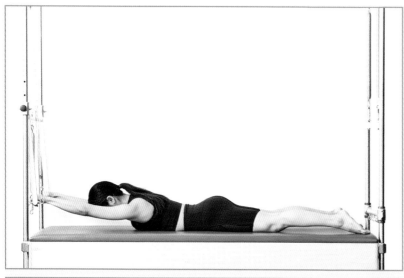

1

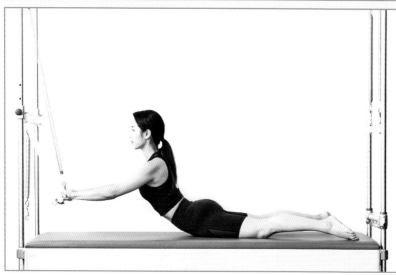

Inhale: 견갑골을 안정화하고, Push-thru bar를 살짝 아래로 눌러 몸 쪽으로 당겨오는 듯한 힘을 이용하여 척추를 길게 늘려 신전을 시작한다.

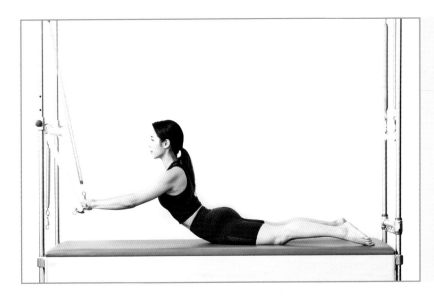

2

Exhale: 치골은 베드에 붙인 상태를 유지하고, 전상장골극은 베드에서 약간 떨어진 위치까지 척추의 신전을 진행한다. 팔은 곧게 편 상태에서 Push-thru bar를 몸 쪽으로 약간 당겨온다.

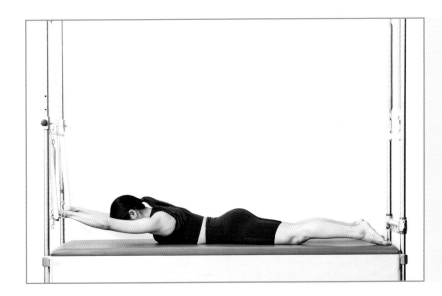

3

Inhale: 배꼽부터 베드에 내려놓으며 척추를 분절해 내려간다.

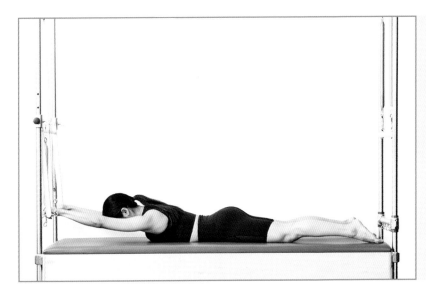

4

Exhale: 상체를 완전히 베드에 내려놓고, 양팔을 정수리 방향으로 길게 뻗어 시작 자세로 돌아간다.

1. Scapula isolation 진행
    시작 자세에서 견갑의 상승과 하강 움직임만 연습한다.
2. 2 Spring으로 진행
    척추의 신전은 더 쉬워지지만 견갑골의 안정화가 어려워진다.

1. 시작 자세에서부터 복부 근육과 대둔근, 햄스트링을 활성화하여 척추와 골반의 Neutral 상태를 만든다.
2. 광배근의 힘으로 견갑골을 안정시켜 어깨와 귀가 가까워지지 않도록 유지한다.
3. 척추 전체가 균일하게 신전되어야 한다.
4. 복부 근육의 연결을 유지할 수 있는 위치까지만 척추의 신전을 진행한다.

17 PUSH-THRU ON STOMACH WITH BACK EXTENSION PREP

반복 횟수
3-5회

- **운동 목표**: 상지의 복합적인 움직임을 진행하는 동안 견갑골을 안정화할 수 있어야 하며, 동시에 흉추를 신전하는 상부·중부 기립근을 강화한다.
- **목표 근육**: 상부·중부 척추기립근, 광배근, 대원근, 상완이두근

- **시작 자세**: Prone / Neutral
Push-thru bar를 아래로 밀어 Upright bar와 같은 선상에 놓이도록 맞춘다.
하지: 두 다리는 어깨너비로 벌려 외회전하고, 발목은 Plantar flexion을 유지한다.
상지: 양손은 어깨너비 간격으로 벌려 Push-thru bar를 잡고 정수리 방향으로 팔을 길게 뻗는다. 손바닥은 아래쪽을 향한다.

기구 조절
PUSH-THRU
BAR 베드 방향,
1 SPRING

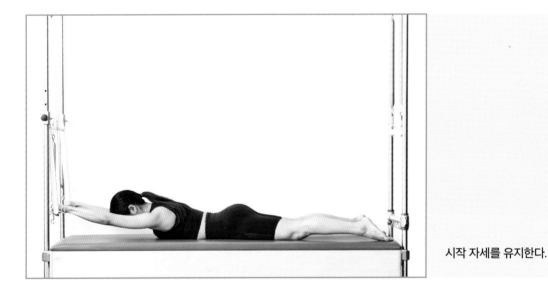

1

시작 자세를 유지한다.

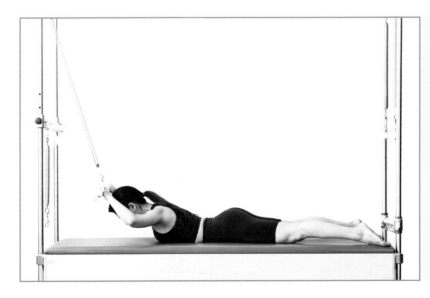

2

Inhale: 견갑골을 안정화하고, 팔꿈치는 양옆을 향하도록 넓게 접어 Push-thru bar를 정수리 방향으로 가져온다.

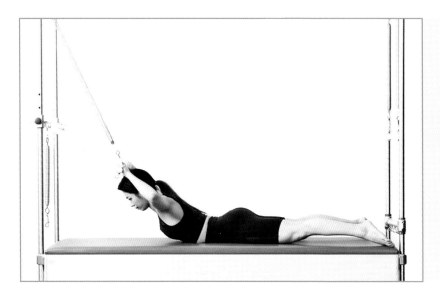

3

Exhale: 정수리를 대각선 위쪽 방향으로 길게 뻗어내듯 흉추를 신전한다.

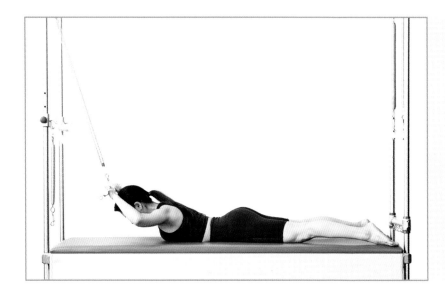

4

Inhale: 흉곽부터 베드에 내려 놓으며 척추는 Neutral 상태로 돌아간다.

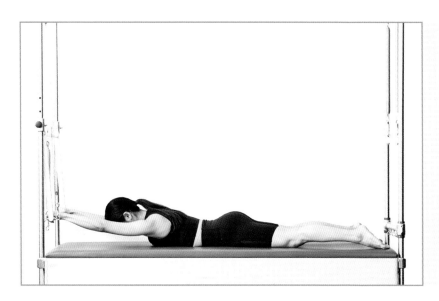

5

Exhale: 양팔을 정수리 방향으로 길게 뻗어 시작 자세로 돌아 간다.

1. **팔 동작만 진행하기**

   Inhale: 팔꿈치를 옆으로 넓게 접어 Push-thru bar를 정수리 방향으로 가져온다.

   Exhale: 팔꿈치를 펴서 시작 자세로 돌아간다.

2. **2 Spring으로 진행**

   척추의 신전은 더 쉬워지지만 견갑골의 안정화가 어려워진다.

1. 시작 자세에서부터 복부 근육과 대둔근, 햄스트링을 활성화하여 척추와 골반의 Neutral 상태를 만든다.

2. 견갑골을 안정화하여 과하게 후인되거나 흉곽에서 들뜨지 않도록 편평하게 유지한다.

18 ARMS BACKWARD

- **운동 목표**: 척추를 굴곡하는 복부 근육의 힘을 이용하여 어깨 관절의 신전 가동 범위를 증가시킨다.
- **목표 근육**: 복직근, 복사근, 전면 삼각근, 상완이두근, 대흉근

- **시작 자세**: Sittng / Imprint
  Push-thru bar를 등지고 앉아 체중을 좌골 약간 뒤에 싣고, 상체를 앞으로 숙여 척추의 C자 곡선을 만든다.
  하지: 두 다리를 모아 무릎을 약간 세운다.
  상지: 양팔을 몸통 뒤로 뻗어 손바닥이 아래쪽을 향하도록 Push-thru bar를 잡는다.

기구 조절
PUSH-THRU BAR 베드 방향, 1 SPRING

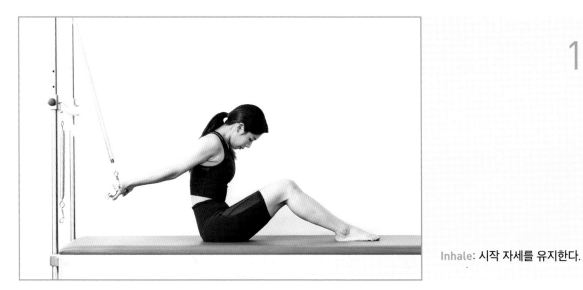

1

Inhale: 시작 자세를 유지한다.

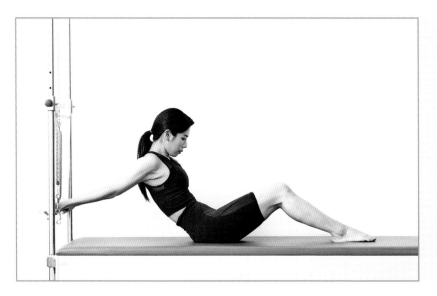

2

Exhale: 척추의 C자 곡선을 유지하며, 골반부터 뒤로 굴리듯 Roll back하여 Push-thru bar를 뒤로 밀어낸다.

91

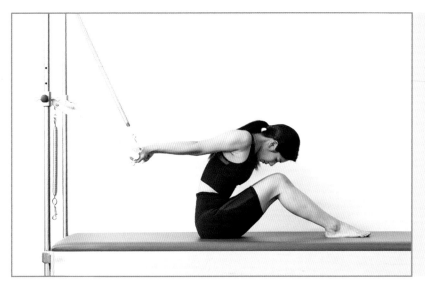

Inhale: 척추의 C자 곡선을 유
지하며, 상체를 다시 앞으로 숙
여 Push-thru bar가 Upright
bar에서 멀어지도록 한다.

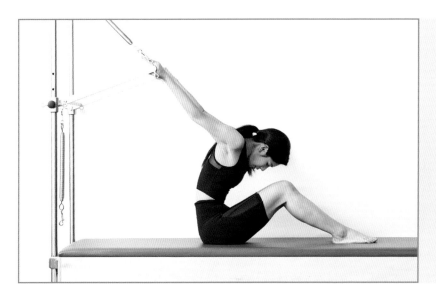

Exhale: 상체를 조금 더 깊게
굴곡하며 앞으로 숙여 팔이 약
간 더 위로 올라갈 수 있도록 한
다.

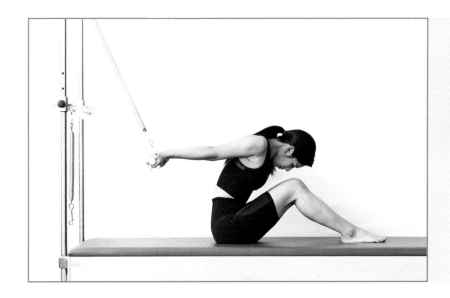

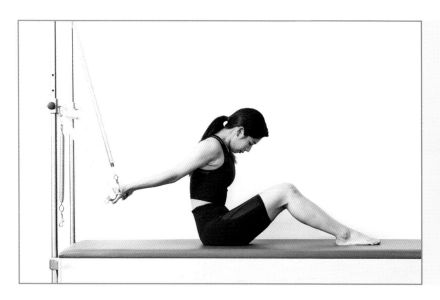

Inhale: 상체의 C자 곡선을 유지하며, 골반을 뒤로 Roll back 하여 몸을 세워 좌골 뒤에 체중을 싣고 시작 자세로 돌아간다.

▶2~3회 반복 후 손바닥을 뒤집어 2~3회 진행

● 주의 사항

1. 어깨 관절을 컨트롤할 수 있는 범위 안에서 동작을 진행한다. 급격한 과신전을 피한다.
2. 팔꿈치가 과신전되지 않도록 유의한다.
3. 견갑골을 안정화하여 어깨가 위로 올라가거나 지나치게 후인되지 않도록 주의한다.
4. 고관절 굴곡근과 복부 근육의 조절로 움직임을 만들어야 한다. 팔의 힘으로 체중을 지탱하지 않도록 주의한다.

19 SIDE ARM PULL

반복 횟수
5~10회

- **운동 목표**: 몸통과 견갑골을 안정화한 상태에서 어깨의 내전, 외전 움직임을 익힌다.
- **목표 근육**: 광배근, 대원근

- **시작 자세**: Sitting / Neutral
  측면을 바라보고 Push-thru bar 아래에 앉아 준비한다.
  하지: 두 다리를 11자로 모아 베드 밖으로 늘어뜨린다.
  상지: Push-thru bar와 가까운 손으로 어깨와 같은 선상에서 bar를 잡는다. 손바닥은 몸통 쪽을 바라본다.

기구 조절
PUSH-THRU
BAR 베드 방향,
1 SPRING

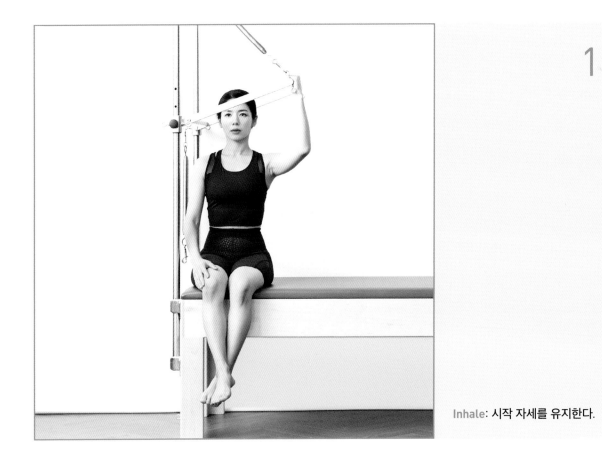

1

Inhale: 시작 자세를 유지한다.

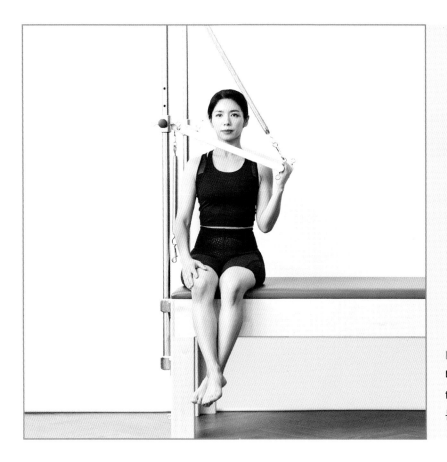

Exhale: 견갑골을 아래로 끌어
내리며, 팔꿈치를 접어 Push-
thru bar를 잡아당긴다. 팔꿈치
는 옆구리를 향한다.

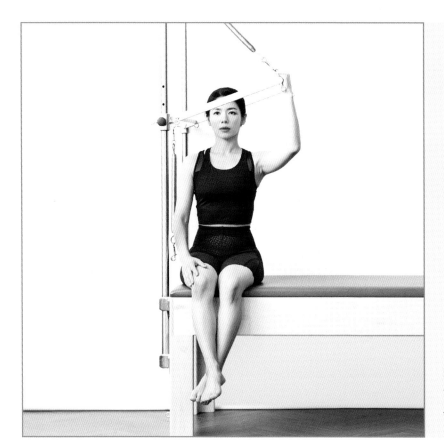

Inhale: Push-thru bar를 천천
히 제자리로 보내 시작 자세로
돌아간다.

● **변형 동작**

1. **손바닥 뒤집어서 동작하기**
   손등이 몸통 쪽을 바라보도록 Bar를 잡고 진행한다.

2. **앉은 자세 바꾸기**
   Push-thru bar에서 약간 떨어져 앉아 Mermaid 자세로 준비한다. 손바닥이 몸통 쪽을 향하거나, 손등이 몸통 쪽을 향해도 무방하다. 어깨를 조금 더 넓게 쓸 수 있다.

3. **Standing 자세로 동작하기**
   Push-thru bar를 베드 반대쪽으로 설치하고 Cadillac 뒤에 서서 준비한다. 손바닥이 몸통 쪽을 향하거나, 손등이 몸통 쪽을 향해도 무방하다. 동작을 진행하며 몸통을 안정화하는 것이 중요하다.

20 MERMAID

반복 횟수
3~5회

- **운동 목표**: 견갑골과 골반을 안정화하며 척추를 외측 굴곡하는 움직임을 익힌다.
- **목표 근육**: 복사근, 광배근, 대원근

- **시작 자세**: Sitting / Neutral
Push-thru bar에서 조금 떨어져 측면을 바라보고 앉는다.
하지: 양 무릎을 굽혀 Push-thru bar 쪽 다리는 정강이가 정면을 바라보게 접고(고관절 외회전), 반대쪽 다리는 정강이가 Roll-down bar를 바라보도록 접는다(고관절 내회전).
상지: Push-thru bar와 가까운 손은 어깨보다 약간 앞에서 Push-thru bar를 잡는다. 손바닥은 아래쪽을 향한다. 반대쪽 팔은 몸 옆에 자연스럽게 내려놓는다.

기구 조절
PUSH-THRU
BAR 베드 방향,
1 SPRING

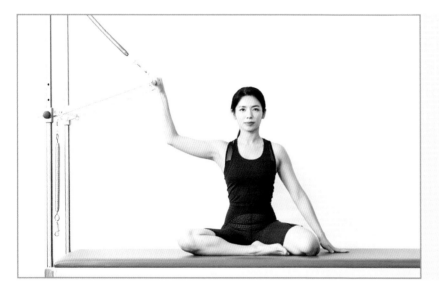

1

시작 자세를 유지한다.

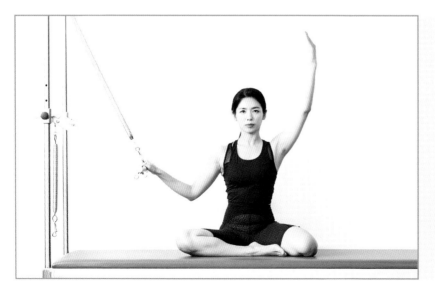

2

Inhale: Push-thru bar를 잡은 팔의 팔꿈치를 굽혀 bar를 약간 당겨온다. 반대쪽 팔은 천장 방향으로 뻗어 올린다.

97

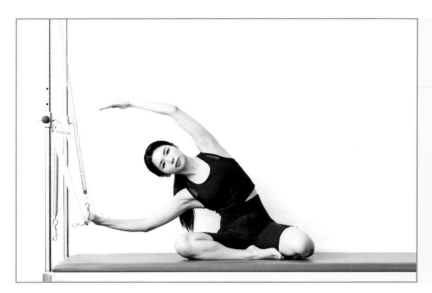

3

Exhale: 팔꿈치를 아래로 펴서 Push-thru bar를 Upright bar 쪽으로 밀어내며 척추를 외측 굴곡한다. 반대쪽 팔은 귀 옆에서 정수리 방향으로 부드럽게 뻗는다.

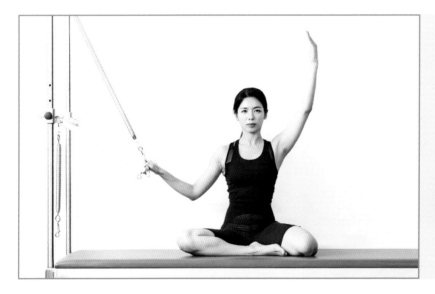

4

Inhale: 요추에서부터 척추를 차례로 세우며 올라와 Push-thru bar를 잡은 팔을 구부리고, 반대쪽 팔은 천장 방향으로 뻗는다.

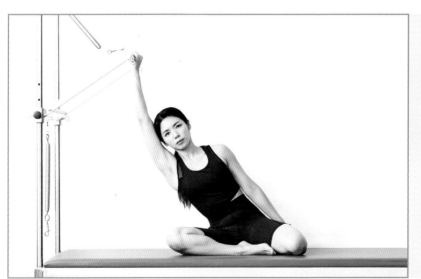

5

Exhale: 팔꿈치를 위쪽으로 펴서 Push-thru bar를 위로 밀어 올리며, 몸을 Bar 쪽으로 기울여 정수리부터 꼬리뼈까지 사선 일직선을 이룬다. 반대쪽 팔은 허벅지 옆으로 내려둔다.

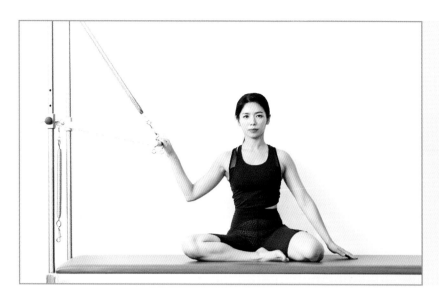

Inhale: 팔꿈치를 접어 시작 자세로 돌아간다.

● 변형 동작

앉은 자세 바꾸기
시작 자세에서 불편감이 느껴지는 경우 엉덩이 밑에 쿠션이나 Extender를 깔고 앉거나 다리를 베드 밖으로 빼서 앉는다.

● 주의 사항

1. 견갑골을 안정화한 상태로 동작 전체를 수행해야 한다.
2. 몸을 길게 세운 후에 척추의 외측 굴곡을 진행해야 한다.
3. 척추의 외측 굴곡 시 반대쪽 골반을 바닥으로 내리는 느낌을 유지해야 한다.
4. 동작 중 머리가 앞으로 빠지거나 몸이 앞으로 구부러지거나 흉곽이 들뜨지 않도록 주의한다.

21 FORWARD PUSH-THRU

반복 횟수
3-5회

● **운동 목표**: 견갑골을 안정화하며 척추를 분절하는 움직임을 익힌다.
● **목표 근육**: 광배근, 대원근, 복직근, 복사근

● **시작 자세**: Sitting / Neutral
Push-thru bar를 바라보고 앉는다.
하지: 두 다리를 곧게 뻗어 발목을 Dorsi flexion하여 발바닥을 Upright bar에 붙인다(무릎을 약간 굽힐 수 있다).
상지: 양팔은 곧게 뻗어 어깨너비 간격으로 벌려 Push-thru bar를 잡는다. 손바닥은 아래쪽을 향한다.

기구 조절
PUSH-THRU
BAR 베드 방향,
1 SPRING

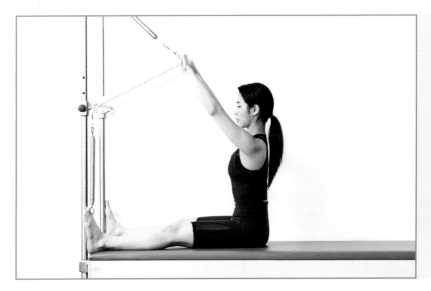

1

시작 자세를 유지한다.

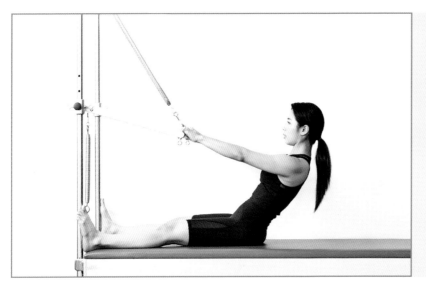

2

Inhale: 골반부터 뒤로 굴리듯 척추를 Roll back하여 Push-thru bar를 약간 당겨 내려온다.

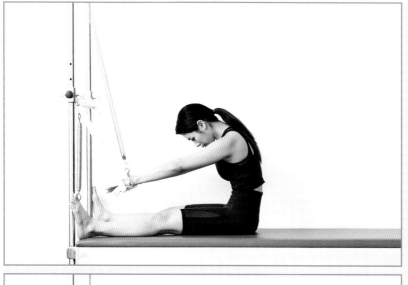

3

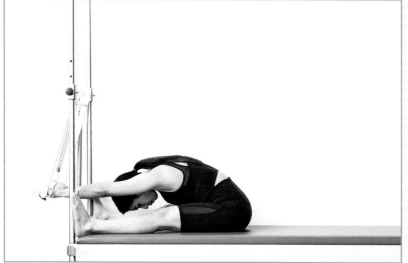

Exhale: 척추의 C자 곡선을 유지하며 머리부터 앞으로 숙여 Push-thru bar를 앞으로 밀어낸다.

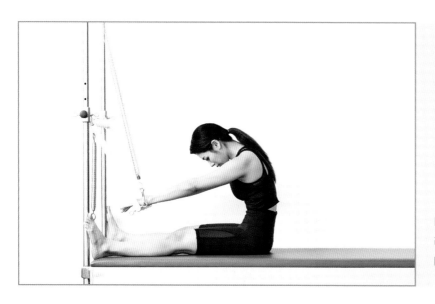

4

Inhale: 다시 골반부터 뒤로 굴리듯 Roll back하면 Push-thru bar가 함께 올라온다.

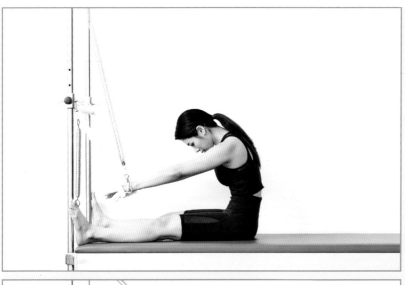

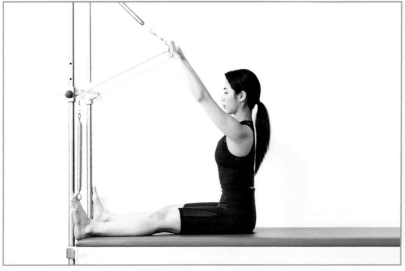

Inhale: 척추의 Neutral를 유지
하며 시작 자세로 돌아간다.

● **변형 동작**

Roll back 동작을 빼고 진행하기

Roll back을 진행하지 않고, 대신 팔꿈치를 굽혀 Push-thru bar를
가슴 앞으로 가져온 후 머리부터 앞으로 상체를 앞으로 굴곡한다.
복부와 광배근의 연결성을 유지하기 쉬워진다.

● **주의 사항**

1. 척추를 Neutral로 유지하기 어려운 경우 무릎을 약간 굽히고
   동작을 진행할 수 있다.
2. 척추를 굴곡할 때 복부 근육의 힘을 이용해야 한다. 고관절을
   접어 상체를 숙이지 않도록 한다.
3. Push-thru bar를 위로 들어 올리며 상체를 앞으로 기울일 때
   척추가 과신전되지 않도록 복부 근육의 연결을 유지한다.

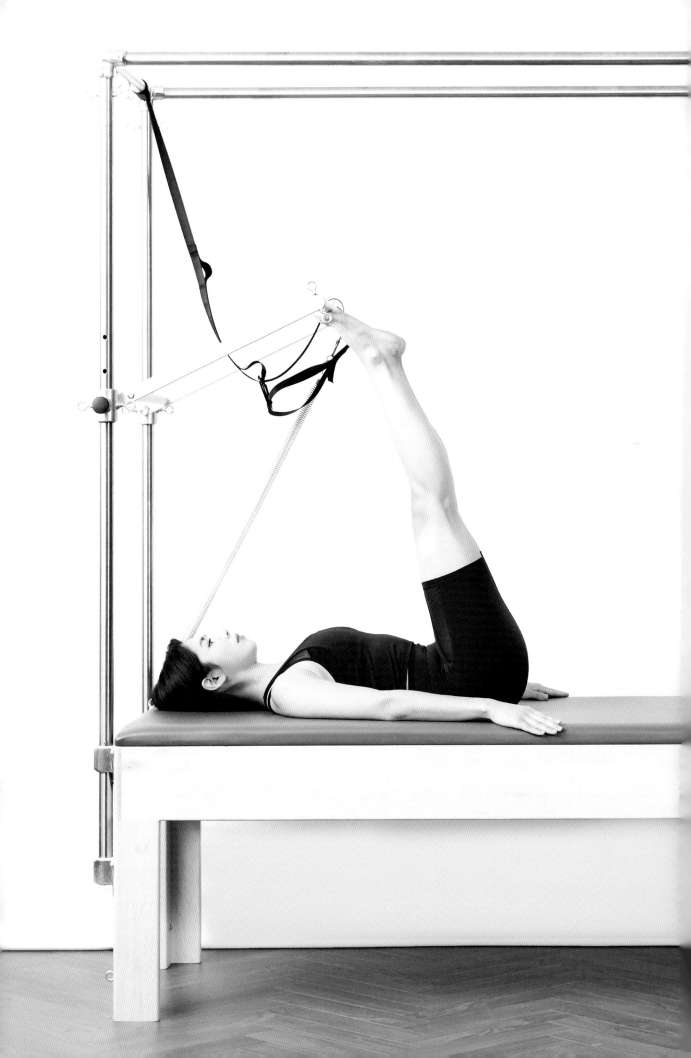

5

PUSH-THRU BAR WITH SPRINGS FROM BELOW

---

22 SCAPULA ISOLATION

● **운동 목표**: 위에서 아래로 향하는 하중을 컨트롤하며 견갑의 전인과 후인 움직임을 만든다.
● **목표 근육**: 전거근

● **시작 자세**: Supine / Neutral
Push-thru bar 아래에 머리를 두고 누워서 준비한다.
하지: 두 다리 모아 무릎을 세운다(척추와 골반의 Neutral 유지가 가능한 경우 다리를 뻗고 진행할 수 있다).
상지: 양팔은 어깨와 같은 직선상에서 천장 방향으로 뻗어 어깨너비 간격으로 벌려 Push-thru bar를 잡는다. 손등은 얼굴 쪽을 향한다.

기구 조절
PUSH-THRU BAR 베드 방향, 2 SPRING, SAFETY CHAIN 가장 끝쪽에 연결

Protraction

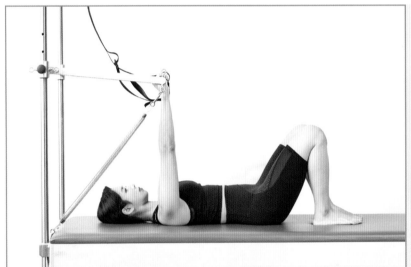

1

Exhale: 시작 자세를 유지한다.

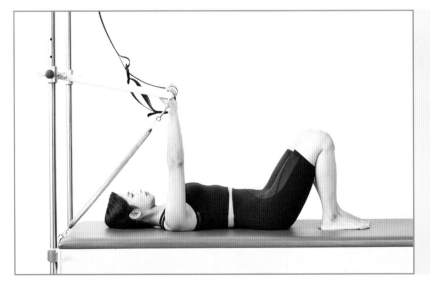

2

Inhale: 견갑골 사이를 벌리는 느낌으로 Push-thru bar를 천장 방향으로 밀어내며 견갑골을 전인한다.

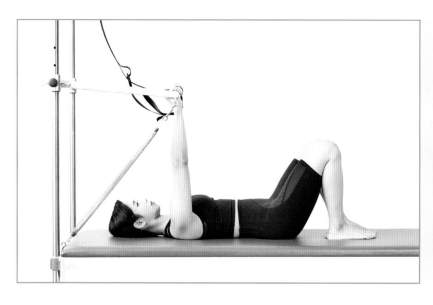

Exhale: 견갑골을 Neutral로 되
돌리며, 시작 자세로 돌아간다.
▶5~10회 반복

Retraction

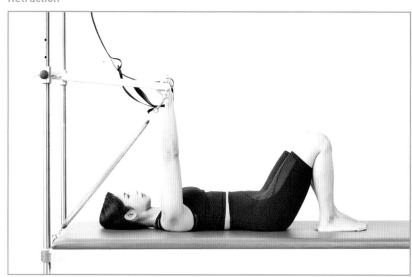

Exhale: 시작 자세를 유지한다.

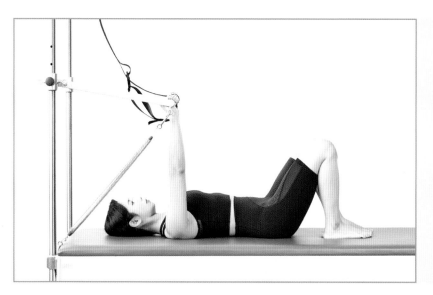

Inhale: 견갑골 사이를 조이는
느낌으로 Push-thru bar를 몸통
방향으로 당기며 견갑골을 후인
한다.

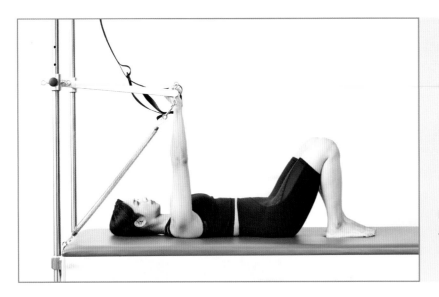

Exhale: 견갑골을 Neutral로 되돌리며, 시작 자세로 돌아간다.

▶5~10회 반복

● **변형 동작**

1. **한쪽 팔로 동작하기(1 Spring)**
   한쪽 팔은 베드 위에 내려놓고 반대쪽 팔만 동작한다. 몸통을 안정화하기 위해 복사근과 다열근의 사용이 강조된다.

2. **손바닥 방향 뒤집어서 진행하기**
   본동작 자세에서 견갑골의 안정화가 어려운 경우 손바닥이 얼굴 쪽을 바라보도록 Push-thru bar를 잡고 진행한다.

3. **가동 범위를 늘려 동작하기**
   한 번의 호흡으로 견갑의 전인에서 후인까지 이어서 동작한다.

● **주의 사항**

1. 동작 중 척추의 Neutral 상태를 유지해야 한다. 특히 견갑을 후인할 때 흉곽이 앞으로 튀어나오거나 흉추가 신전되지 않도록 주의한다.
2. 견갑골이 흉곽에서 들뜨지 않고 편평한 상태를 유지할 수 있도록 한다.
3. 견갑골을 Neutral로 되돌릴 때 어깨가 올라가지 않도록 주의한다.
4. 손목이 꺾이지 않도록 주의한다.

23 CHEST PRESS

● **운동 목표**: 상지가 위에서 아래로 향하는 하중을 컨트롤하며 동작을 진행하는 동안 견갑골을 안정화한다.

● **목표 근육**: 전거근, 상완삼두근, 대흉근

● **시작 자세**: Supine / Neutral
Push-thru bar 아래에 머리를 두고 누워서 준비한다.
하지: 두 다리를 모아 무릎을 세운다(척추와 골반의 Neutral을 유지할 수 있는 경우 다리를 펴고 진행할 수 있다).
상지: 양손을 어깨너비 간격으로 벌려 Push-thru bar를 잡았을 때 손목과 어깨가 같은 선상에 놓인다. 팔꿈치가 양옆을 향하도록 바깥쪽으로 접고 손등은 얼굴 쪽을 향한다.

기구 조절
PUSH-THRU BAR 베드 방향, 2 SPRING, SAFETY CHAIN 가장 끝쪽에 연결

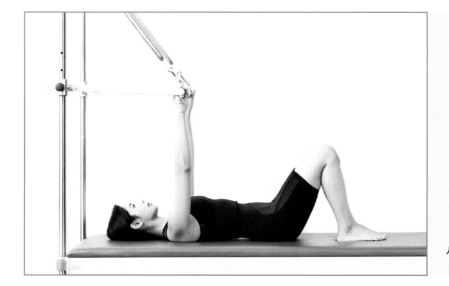

1

시작 자세를 유지하며 준비한다.

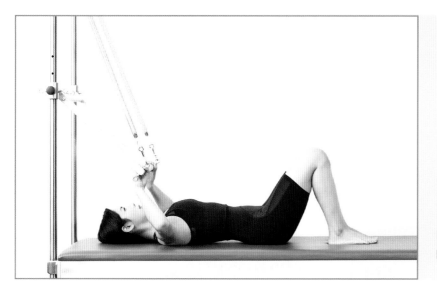

2

Inhale: 숨을 마시고 Push-thru bar를 몸쪽으로 당긴다.

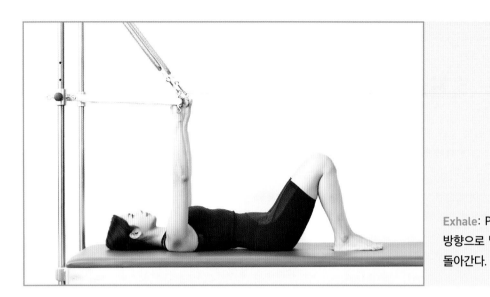

Exhale: Push-thru bar를 천장 방향으로 밀어내며 시작 자세로 돌아간다.

● **변형 동작**

1. **한쪽 팔로 동작하기(1 Spring)**
   한쪽 팔은 베드 위에 내려 놓고 반대쪽 팔만 동작한다. 몸통을 안정화하기 위해 복사근과 다열근의 사용이 강조된다.

2. **팔꿈치를 몸통 쪽으로 붙여 구부리기**
   견갑골의 안정화에 유리하며 상완삼두근의 사용을 강조할 수 있다.

● **주의 사항**

1. 동작 중 척추의 Neutral 상태를 유지해야 한다. 특히 팔꿈치를 접어 시작 자세로 돌아올 때 흉곽이 앞으로 튀어나오거나 흉추가 신전되지 않도록 주의한다.

2. 견갑골이 흉곽에서 들뜨지 않고 편평한 상태를 유지할 수 있도록 한다.

3. 손목이 꺾이지 않도록 주의한다.

24 LEG PRESS

● **운동 목표**: 꼬리뼈를 바닥에 고정하며 다리의 움직임을 진행하는 동안 몸통과 골반의 안정화를 유지하는 동작이다. 몸통과 골반의 안정성을 강화하고 하퇴와 대퇴 근육을 강화한다.

● **목표 근육**: 비복근, 가자미근, 대퇴사두근

● **시작 자세**: Supine / Neutral(요추는 약간 굴곡 상태) Push-thru bar 방향으로 머리를 두고 눕는다.

하지: 무릎을 접어 Push-thru bar에 발앞꿈치를 대고 두 다리를 모아 평행하게 유지하며 발목은 Dorsi flexion한다.

상지: 양팔은 몸의 옆면에 두어 손바닥으로 매트를 누른다.

기구 조절
PUSH-THRU BAR 베드 방향, 2 SPRING, SAFETY CHAIN 4~5번째 고리에 연결

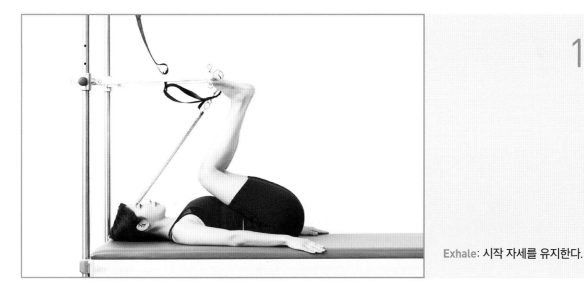

1

Exhale: 시작 자세를 유지한다.

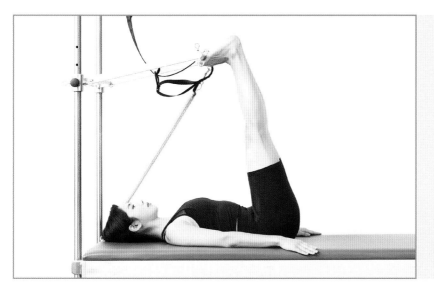

2

Inhale: 천골을 베드에 고정하고 발목은 Dorsi flexion한 상태로 무릎을 펴면서 천장을 향해 Push-thru bar를 밀어낸다.

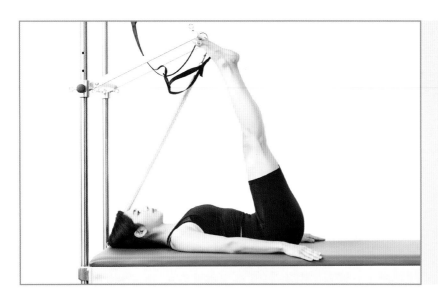

Exhale: 자세를 유지하며 발목
은 Plantar flexion한다.

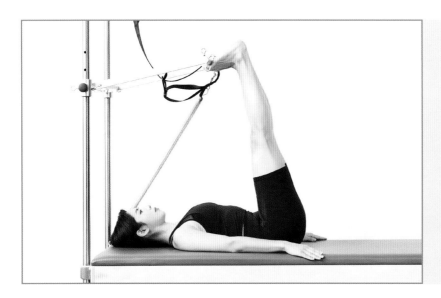

Inhale: 자세를 유지하며 발목은
Dorsi flexion한다.

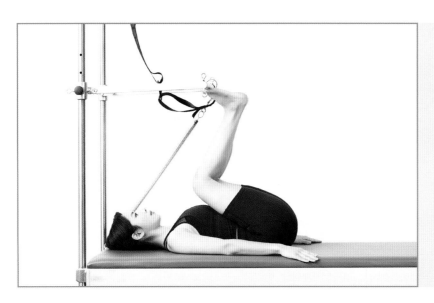

Exhale: 발목의 Dorsir flexion
을 유지하며 무릎을 접어 시작
자세로 돌아간다.

1. **한쪽 다리로 동작하기(1 Spring)**
   한쪽 다리는 베드 위로 뻗고(무릎을 약간 굽힐 수 있다), 반대쪽 다리로만 동작을 진행한다. 몸통의 안정화가 어려워진다(동작하는 다리를 외회전하여 진행할 수 있다).

2. **두 다리를 골반 넓이로 벌려 동작하기**
   다리를 붙인 상태에서 하지 정렬을 유지하기 어려운 경우 적용할 수 있다.

3. **두 다리 외회전하여 동작하기**
   뒤꿈치끼리 붙여 발을 V자로 만들어 동작한다. 고관절 외회전근의 사용을 강조할 수 있다.

4. **발목의 Dorsi·Plantar flexion 없이 동작하기**
   무릎의 굴곡과 신전 움직임에 집중한다.

1. 흉곽과 견갑골을 안정화시키며 상체의 긴장을 피한다.

2. 움직임 동안 발바닥의 중앙, 고관절, 무릎, 발목 관절의 정렬을 유지한다.

3. 무릎을 펼 때 꼬리뼈 끝이 바닥을 지긋이 누르며 무릎이 과신전되지 않게 유지한다.

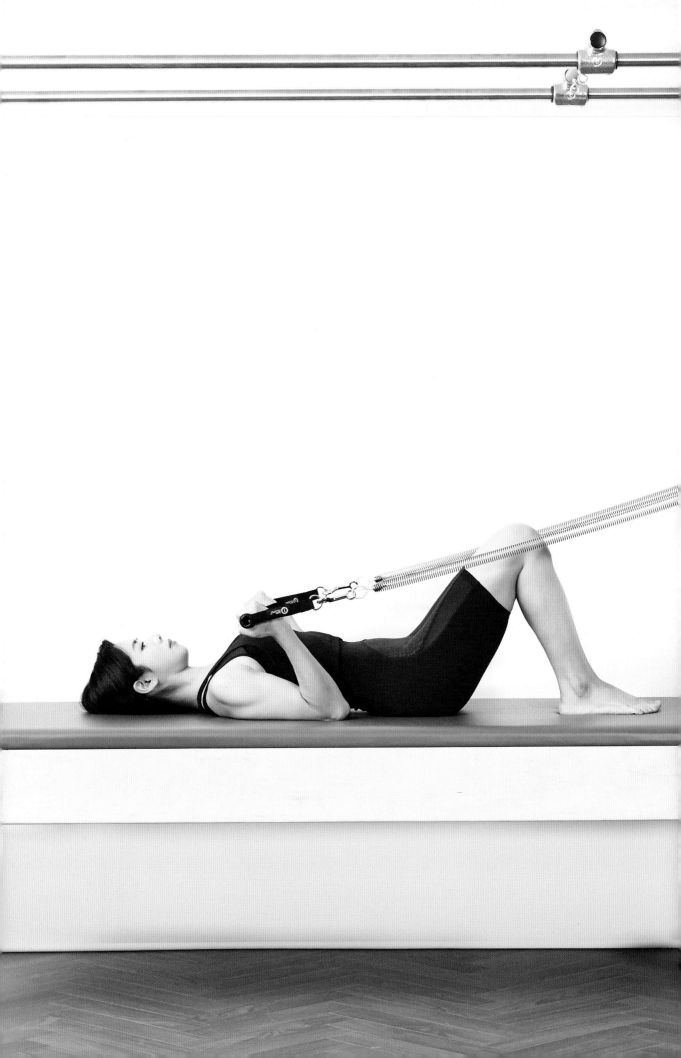

6

ARM SPRINGS

---

25 BICEPS CURLS

반복 횟수
10회

● **운동 목표**: 몸통과 견갑골의 안정성을 유지하며 전완부의 굴곡·신전 움직임을 통해 상완 근육을 강화한다.

● **목표 근육**: 견갑골 안정화 근육, 상완이 두근

● **시작 자세**: Supine / Neutral
머리를 수직 Sliding bar 반대쪽에 두고 눕는다.
하지: 두 다리를 모아 무릎을 접어 베드에 세운다.
상지: 팔꿈치는 바닥에 붙인 상태로 양손으로 핸들을 잡으며 손바닥은 천장을 향한다.

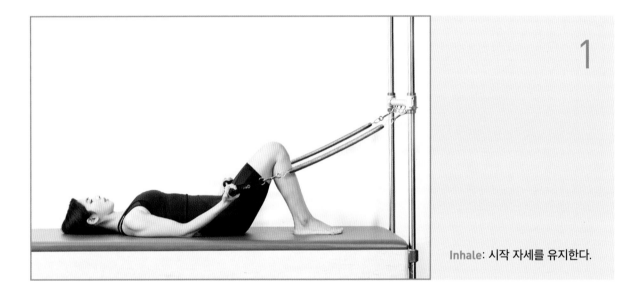

1

Inhale: 시작 자세를 유지한다.

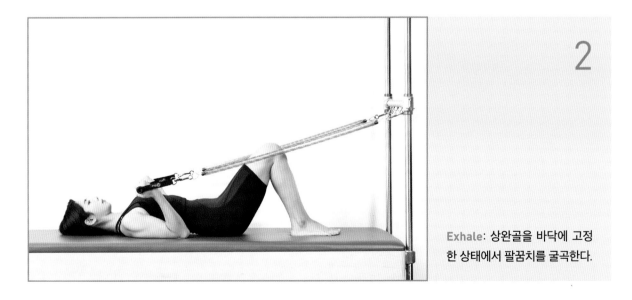

2

Exhale: 상완골을 바닥에 고정한 상태에서 팔꿈치를 굴곡한다.

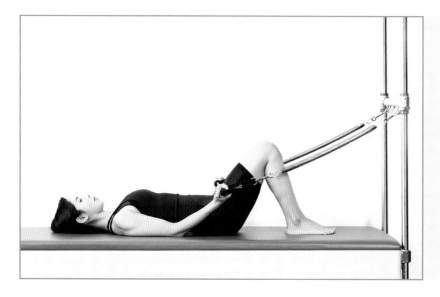

Inhale: Spring을 천천히 원위치로 되돌리며 팔꿈치를 신전하여 시작 자세로 돌아간다.

● **변형 동작**

1. **손바닥이 천장을 바라보게 하여 동작하기**

2. **손바닥이 바닥을 바라보게 하여 동작하기**
   손목이 꺾이지 않도록 주의한다.

3. **회내 움직임 추가하기**
   손바닥이 천장을 바라본 상태에서 동작을 시작하여 팔꿈치를 굽힐 때 손바닥이 바닥 방향을 바라보도록 돌린다. 다시 팔꿈치를 펴 내릴 때 손바닥이 천장을 향한다.

4. **회외 움직임 추가하기**
   손바닥이 바닥을 바라본 상태에서 시작하여 팔꿈치를 구부리며 손바닥이 천장을 바라보도록 돌린다. 다시 팔꿈치를 펼 때 손바닥이 아래를 향하도록 한다.

5. **상체 굴곡 추가하기**
   팔꿈치를 굽혀 Spring을 당길 때 상체를 굴곡해 올라오고 팔꿈치를 펼 때 척추는 Neutral로 돌아간다. 복부 근육의 사용이 강조되어 난이도가 높아진다.

6. **상체 굴곡 상태로 유지하며 동작하기**
   상체 굴곡 상태에서 팔 동작을 연속적으로 진행한다. 복부 근육의 지구력을 필요로 한다.

7. **Sliding bar의 높이 낮추기**
   Sliding bar의 위치를 낮춰(누웠을 때 어깨의 위치보다는 약간 높아야 한다) 저항을 줄여 난이도를 낮춘다.

8. **다리 Table top 자세로 진행하기**
   골반은 Imprint로 시작 자세를 잡되 근력과 안정성이 충분할 경우 Neutral로 진행할 수 있다. 하복부의 지구력이 필요하다.

9. **한쪽 팔씩 동작하기**

10. **양팔 번갈아가며 동작하기**

● **주의 사항**

1. 팔 운동을 하는 동안 몸통과 견갑골의 안정화를 유지한다.

2. 상완골이 바닥에서 떨어지지 않도록 주의한다.

3. Spring을 원위치로 돌릴 때 이두근의 원심성 수축으로 움직임을 조절한다.

4. 손목의 중립을 유지하며 손목에서 보상 작용이 일어나지 않게 한다.

5. Cadillac에 앉을 때 Sliding bar는 어깨높이에 위치한다.

26.-① MIDBACK SERIES
Triceps Press

반복 횟수
5회

● **운동 목표**: 몸통과 견갑골의 안정성을 유지하며 상완골을 고정한 상태에서 팔꿈치를 신전하며 상완삼두근을 강화한다.

● **목표 근육**: 상완삼두근

● **시작 자세**: Supine / Neutral
머리가 수직 Sliding bar 쪽을 향하게 눕는다.
하지: 다리를 모은 상태에서 무릎을 세우고 발은 베드 위에 편평하게 놓는다.
상지: 견갑골을 안정화하며 어깨를 넓게 편 자세에서 양손으로 핸들을 잡고 팔꿈치는 90도로 접어 유지한다.

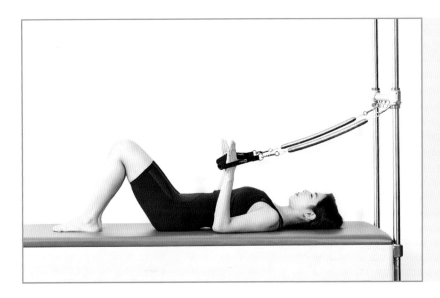

1

Inhale: 시작 자세를 유지한다.

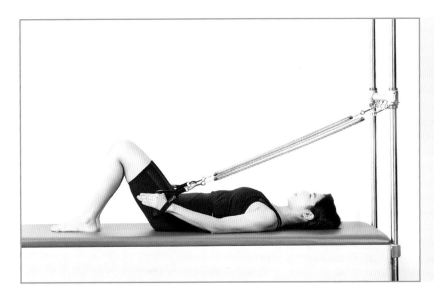

2

Exhale: 상완골은 바닥에 고정한 상태에서 팔꿈치를 펴면서 핸들을 잡은 손을 베드 방향으로 누른다.

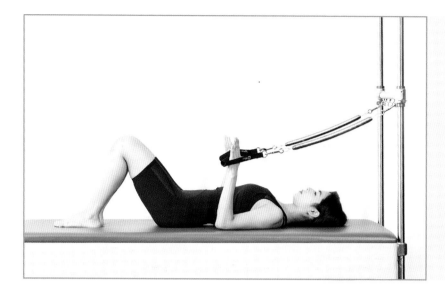

Inhale: 상완골을 그대로 유지하며, Spring을 천천히 이완하여 시작 자세로 돌아간다.

● 변형 동작

1. 손바닥이 몸의 옆면을 향하게 하여 동작하기

2. 손바닥이 천장을 향하게 하여 동작하기
   손목이 꺾이지 않도록 주의한다.

3. 상체 굴곡 추가하기
   팔꿈치를 펴 Spring을 밀어낼 때 상체를 굴곡해 올라오고, 팔꿈치를 굽힐 때 척추는 Neutral로 돌아간다. 복부 근육의 사용이 강조되어 난이도가 높아진다.

4. 상체 굴곡 상태로 유지하며 동작하기
   상체 굴곡 상태에서 팔 동작을 연속적으로 진행한다. 복부 근육의 지구력을 필요로 한다.

5. Sliding bar의 높이 낮추기
   Sliding bar를 위치를 낮춰(누웠을 때 어깨의 위치보다는 약간 높아야 한다) 저항을 줄여 난이도를 낮춘다.

6. 다리 Table top 자세로 진행하기
   골반은 Imprint로 시작 자세를 잡되 근력과 안정성이 충분할 경우 Neutral로 진행할 수 있다. 하복부의 지구력이 필요하다.

7. 한쪽 팔씩 동작하기

8. 양팔 번갈아가며 동작하기

● 주의 사항

1. 견갑대와 골반과 척추, 몸통의 안정성을 유지한다.

2. Spring을 제자리로 돌릴 때 근육의 원심성 수축을 이용하여 움직임을 조절한다.

3. 마지막까지 Spring에 약간의 저항이 실려 있어야 한다.

4. 손목이 꺾이지 않도록 주의한다.

26-② MIDBACK SERIES
Straight Down

● **운동 목표**: 몸통의 안정화를 유지하며 어깨 관절의 굴곡, 신전의 움직임 동안 Spring의 저항을 이용하여 상지의 근력을 강화한다.

● **목표 근육**: 광배근, 대원근, 후면삼각근

● **시작 자세**: Supine / Neutral
머리가 수직 Sliding bar 쪽을 향하도록 눕는다.
하지: 다리를 모은 상태에서 무릎을 세우고 발은 베드 위에 편평하게 놓는다.
상지: 견갑골을 안정화하며 어깨를 넓게 편다. 양손으로 핸들을 잡고 팔을 베드와 평행하게 뻗어 팔꿈치를 편 상태를 유지한다.

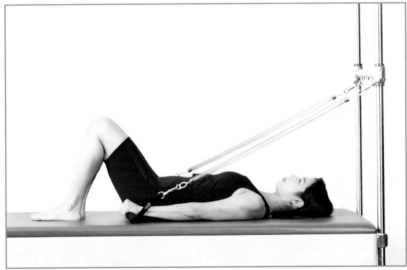
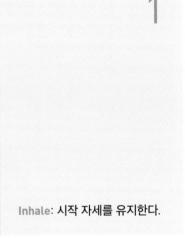

1

Inhale: 시작 자세를 유지한다.

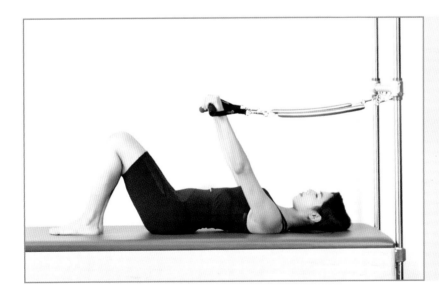

2

Exhale: Spring에 끌려가지 않게 천천히 힘을 조절하여 천장을 향해 팔을 들어 올린다.

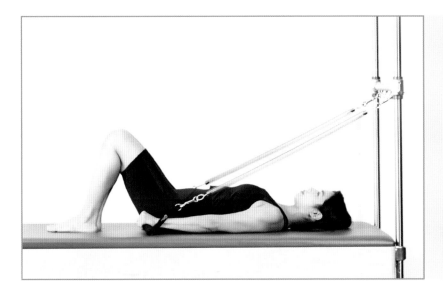

Inhale: 팔을 베드와 평행하게 유지하며 시작 자세로 돌아간 다.

● 변형 동작

1. **손바닥이 몸의 옆면을 향하게 하여 동작하기**

2. **손바닥이 천장을 바라보게 하여 동작하기**
   손목이 꺾이지 않도록 주의한다.

3. **상체 굴곡 추가하기**
   팔꿈치를 펴 Spring을 밀어낼 때 상체를 굴곡해 올라오고, 팔꿈치를 굽힐 때 척추는 Neutral로 돌아간다. 복부 근육의 사용이 강조되어 난이도가 높아진다.

4. **상체 굴곡 상태를 유지하며 동작하기**
   상체 굴곡 상태에서 팔 동작을 연속적으로 진행한다. 복부 근육의 지구력을 필요로 한다.

5. **Sliding bar의 높이 낮추기**
   Sliding bar를 위치를 낮춰(누웠을 때 어깨의 위치보다는 약간 높아야 한다) 저항을 줄여 난이도를 낮춘다.

6. **다리 Table top 자세로 진행하기**
   골반은 Imprint로 시작 자세를 잡되 근력과 안정성이 충분할 경우 Neutral로 진행할 수 있다. 하복부의 지구력이 필요하다.

7. **한쪽 팔씩 동작하기**

8. **양팔 번갈아가며 동작하기**

● 주의 사항

1. 어깨를 넓게 편 상태에서 견갑골의 안정성을 유지한다.

2. 골반과 척추, 몸통의 안정성을 유지하며 Spring이 제자리로 돌아올 때 근육의 원심성 수축을 이용하여 움직임을 조절하면서 몸통이 흔들리지 않도록 한다.

3. 동작의 끝 범위까지 Spring에 약간의 저항이 실려 있어야 한다.

4. 손목이 꺾이지 않도록 주의한다.

26-③

MIDBACK SERIES
Airplane

● **운동 목표**: 몸통의 안정화를 유지하며 어깨 관절의 사선 움직임 동안 Spring의 저항을 이용하여 상지의 근력을 강화한다.

● **목표 근육**: 광배근, 대원근, 후면삼각근

● **시작 자세**: Supine / Neutral
머리가 수직 Sliding bar 쪽을 향하게 눕는다.

하지: 다리를 모은 상태에서 무릎을 세우고 발은 베드 위에 편평하게 놓는다.

상지: 견갑골을 안정화하며 어깨를 넓게 편다. 양손으로 핸들을 잡고 팔을 베드와 평행하게 뻗어 팔꿈치를 편 상태를 유지한다.

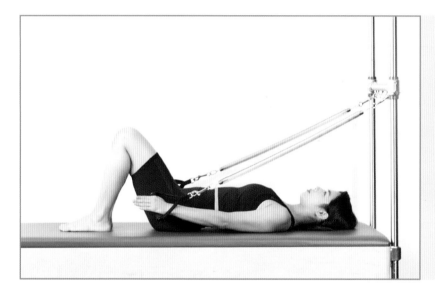

1

Inhale: 시작 자세를 유지한다.

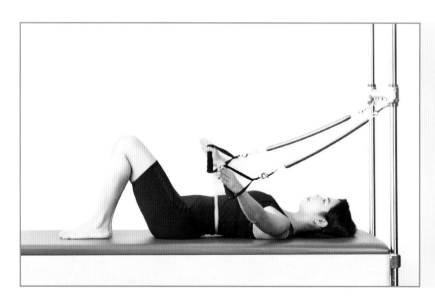

2

Exhale: 견갑골 안정화를 유지하며, Spring에 끌려가지 않게 천천히 힘을 조절하여 수직선상에서 30~45도 정도 벌어진 각도로 팔을 들어 올린다.

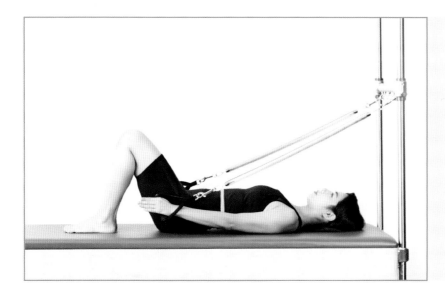

Inhale: 견갑골 안정화를 유지
하며 시작 자세로 돌아간다.

● **변형 동작**

1. 손바닥이 천장을 향하게 하여 동작하기
2. 손바닥이 바닥을 향하게 하여 동작하기
   손목이 꺾이지 않도록 주의한다.

● **주의 사항**

1. 어깨를 넓게 편 상태에서 견갑골의 안정성을 유지한다.
2. 골반과 척추, 몸통의 안정성을 유지하며 Spring이 제자리로 돌
   아올 때 근육의 원심성 수축을 이용하여 움직임을 조절하면서
   몸통이 흔들리지 않도록 한다.
3. 동작의 끝 범위까지 Spring에 약간의 저항이 실려 있어야 한다.
4. 손목이 꺾이지 않도록 주의한다.

26.-④

MIDBACK SERIES
Side

● **운동 목표**: 몸통의 안정화를 유지하며 어깨 관절의 외전, 내전의 움직임 동안 Spring을 저항을 이용하여 상지의 근력을 강화한다.

● **목표 근육**: 광배근, 대원근, 대흉근

● **시작 자세**: Supine / Neutral
머리가 수직 Sliding bar 쪽을 향하게 눕는다.
하지: 다리를 모은 상태에서 무릎을 세우고 발은 베드 위에 편평하게 놓는다.
상지: 견갑골을 안정화하며 어깨를 넓게 편다. 양손으로 핸들을 잡고 팔을 베드와 평행하게 뻗어 팔꿈치를 편 상태를 유지하며, 손바닥이 몸의 옆면을 향한다.

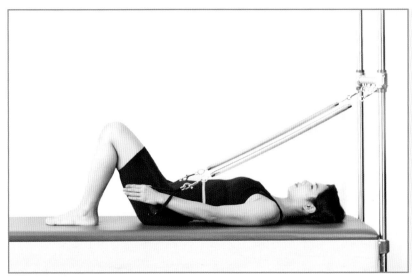

1

Inhale: 시작 자세를 유지한다.

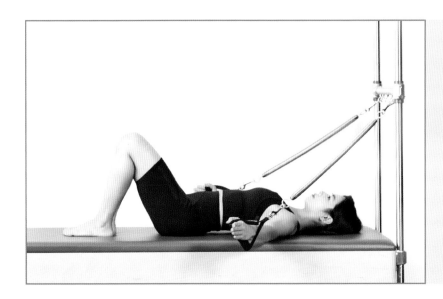

2

Exhale: 견갑골 안정화를 유지하며 Spring을 천천히 조절하여 팔을 양옆으로 벌린다.

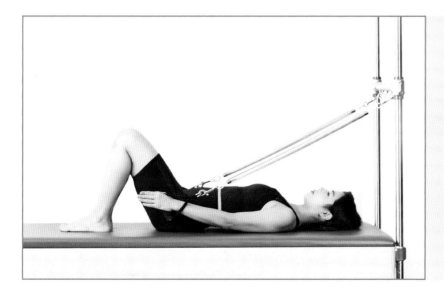

Inhale: 견갑골의 안정화를 유지하며 시작 자세로 돌아간다.

● 변형 동작

1. 손바닥이 몸의 옆면을 향하게 하여 동작하기
2. 손바닥이 천장을 향하게 하여 동작하기
   손목이 꺾이지 않도록 주의한다.
3. 상체 굴곡 추가하기
   팔꿈치를 펴 Spring을 밀어낼 때 상체를 굴곡해 올라오고 팔꿈치를 굽힐 때 척추는 Neutral로 돌아간다. 복부 근육의 사용이 강조되어 난이도가 높아진다.
4. 상체 굴곡 상태를 유지하며 동작하기
   상체 굴곡 상태에서 팔 동작을 연속적으로 진행한다. 복부 근육의 지구력을 필요로 한다.
5. Sliding bar의 높이 낮추기
   Sliding bar를 위치를 낮춰(누웠을 때 어깨의 위치보다는 약간 높아야 한다) 저항을 줄여 난이도를 낮춘다.
6. 다리 Table top 자세로 진행하기
   골반은 Imprint로 시작 자세를 잡되 근력과 안정성이 충분할 경우 Neutral로 진행할 수 있다. 하복부의 지구력이 필요하다.
7. 한쪽 팔씩 동작하기
8. 양팔 번갈아가며 동작하기

● 주의 사항

1. 어깨를 넓게 편 상태에서 견갑골의 안정성을 유지한다.
2. 골반과 척추, 몸통의 안정성을 유지하며 Spring이 제자리로 돌아올 때 근육의 원심성 수축을 이용하여 움직임을 조절하면서 몸통이 흔들리지 않도록 한다.
3. 동작의 끝 범위까지 Spring에 약간의 저항이 실려 있어야 한다.
4. 손목이 꺾이지 않도록 주의한다.

26-⑤

MIDBACK SERIES
Circle

반복 횟수
각 방향 **5**회

- **운동 목표**: 몸통의 안정화를 유지하며 Spring의 저항을 이용하여 어깨 관절의 회선 움직임을 이끌어내며 상지의 근력을 강화한다.
- **목표 근육**: 광배근, 대원근, 대흉근

- **시작 자세**: Supine / Neutral
  머리가 수직 Sliding bar 쪽을 향하게 눕는다.
- **하지**: 다리를 모은 상태에서 무릎을 세우고 발은 베드 위에 편평하게 놓는다.
- **상지**: 견갑골을 안정화하며 어깨를 넓게 편다. 양손으로 핸들을 잡고 팔을 베드와 평행하게 뻗어 팔꿈치를 편 상태를 유지하며 손바닥이 바닥을 바라본다.

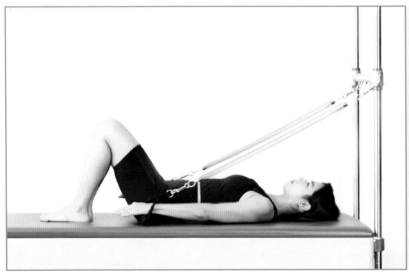

1

Exhale: 시작 자세를 유지한다.

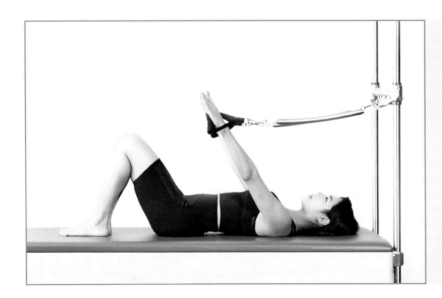

2

Inhale: 견갑골의 안정성을 유지하며 팔은 천장을 향해 들어 올린다.

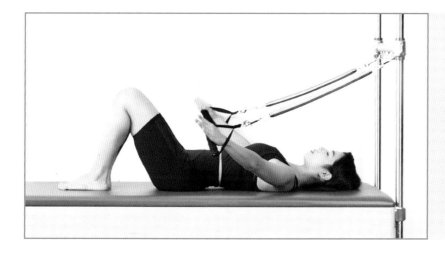

3

Inhale: 팔을 곧게 뻗은 상태에서 양옆으로 넓게 벌린다(팔을 들어 올려 옆으로 벌릴 때까지 마시는 호흡).

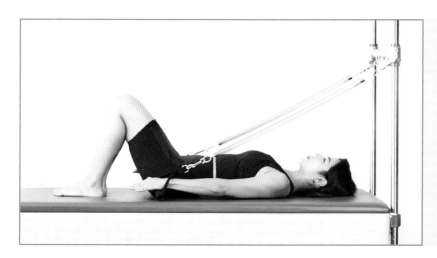

4

Exhale: 골반쪽을 향해 Spring을 당기며 시작 자세로 돌아간다.

● **변형 동작**

1. 손바닥이 몸의 옆면을 향하게 하여 동작하기

2. 손바닥이 천장을 향하게 하여 동작하기
   손목이 꺾이지 않도록 주의한다.

3. 손바닥이 몸의 옆면을 바라보도록 돌려 동작하기

4. **상체 굴곡 추가하기**
   팔꿈치를 펴 Spring을 밀어낼 때 상체를 굴곡해 올라오고 팔꿈치를 굽힐 때 척추는 Neutral로 돌아간다. 복부 근육의 사용이 강조되어 난이도가 높아진다.

5. **상체 굴곡 상태를 유지하며 동작하기**
   상체 굴곡 상태에서 팔 동작을 연속적으로 진행한다. 복부 근육의 지구력을 필요로 한다.

6. **Sliding bar의 높이 낮추기**
   Sliding bar를 위치를 낮춰(누웠을 때 어깨의 위치보다는 약간 높아야 한다) 저항을 줄여 난이도를 낮춘다.

7. **다리 Table top 자세로 진행하기**
   골반은 Imprint로 시작 자세를 잡되 근력과 안정성이 충분할 경우 Neutral로 진행할 수 있다. 하복부의 지구력이 필요하다.

8. 한쪽 팔씩 동작하기

9. 양팔 번갈아가며 동작하기

● **주의 사항**

1. 어깨를 넓게 편 상태와 견갑골의 안정성을 유지한다.

2. 골반과 척추, 몸통의 안정성을 유지한다.

3. Spring을 제자리로 되돌릴 때도 근육의 원심성 수축을 이용하여 Spring을 조절한다.

4. 동작의 끝 범위까지 Spring에 약간의 저항이 실려 있어야 한다.

5. 손목이 꺾이지 않도록 주의한다.

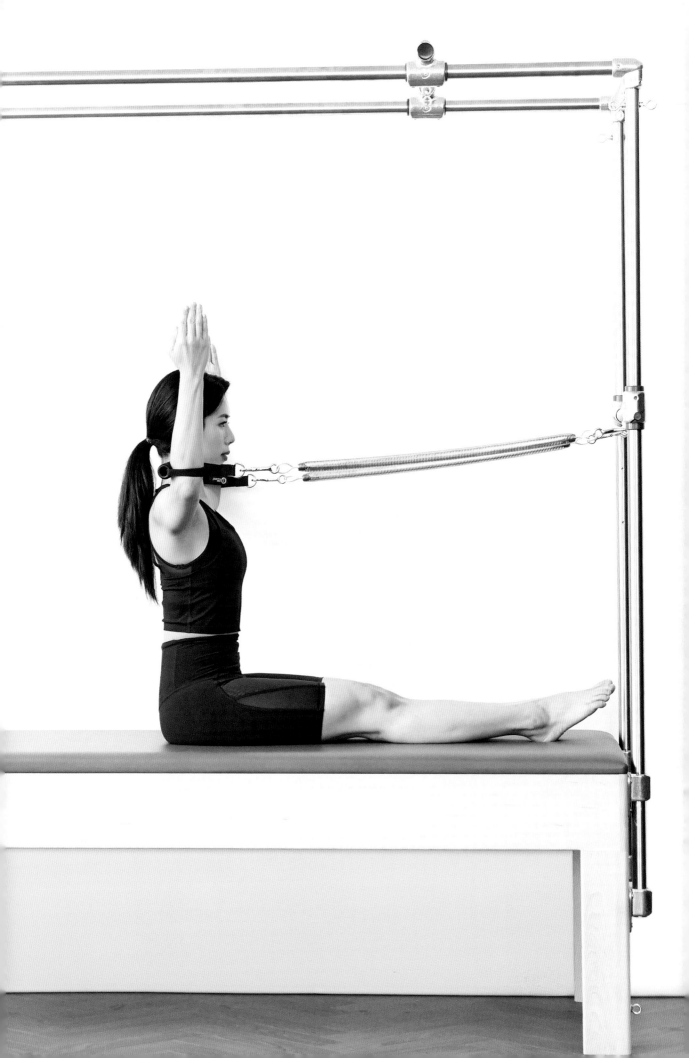

7

ARM SPRINGS
SITTING

27.-① BACK ROWING PREPS
Plow

반복 횟수
5~10회

- **운동 목표**: 팔을 노 젓듯이 Spring을 늘려 뒤로 뻗는 움직임 동안 다리와 몸통이 흔들리지 않도록 움직임을 조절한다.
- **목표 근육**: 광배근, 대원근, 대흉근

- **시작 자세**: Supine / Neutral
  수직 Sliding bar 쪽을 바라보고 앉는다.
  하지: 두 다리를 11자로 모아 곧게 뻗고, 발목은 Plantar flexion으로 유지한다.
  상지: 양손으로 핸들을 잡고 몸통보다 약간 앞쪽에서 바닥을 향해 팔을 길게 뻗으며 손바닥은 뒤쪽 바라본다.

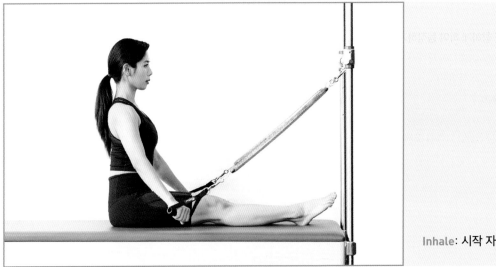

1

Inhale: 시작 자세를 유지한다.

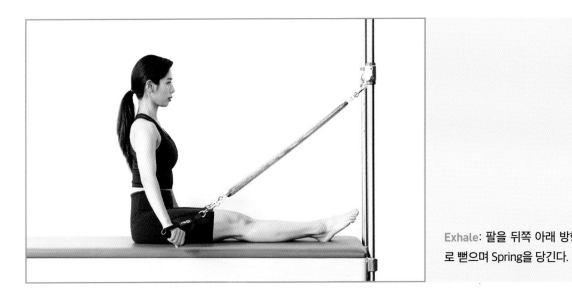

2

Exhale: 팔을 뒤쪽 아래 방향으로 뻗으며 Spring을 당긴다.

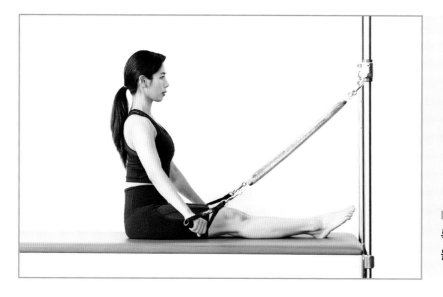

Inhale: Spring에 끌려가지 않도
록 힘을 조절하며 시작 자세로
돌아간다.

● 변형 동작

1. 손바닥이 앞쪽을 향하게 하여 동작하기

2. 손바닥이 서로 마주보게 하여 동작하기
   손목이 꺾이지 않도록 주의한다.

3. 앉은 위치 조정하기
   골반과 척추의 Neutral 상태를 유지하기 어려운 경우 엉덩이 밑에 쿠션, Extender,
   Box 등을 깔고 앉거나 두 다리를 꼬아 앉는다.

● 주의 사항

1. 팔을 뒤로 당길 때 어깨가 앞으로 말
   리지 않게 한다.

2. 시작 자세에서 Spring을 살짝 당겨 유
   지하고 동작을 수행하는 동안 움직임
   이 갑자기 빨라지지 않도록 조절하며
   긴장도를 유지한다.

27.②

BACK ROWING PREPS
Open Elbow

반복 횟수
5~10회

● **운동 목표**: 어깨를 굴곡하여 수평 외전, 수평 내전을 하는 동안 Spring을 조절하며 중심부의 안정화를 이끌어낼 수 있다.
● **목표 근육**: 후면삼각근

● **시작 자세**: Supine / Neutral
수직 Sliding bar 쪽을 바라보고 앉는다.
하지: 두 다리를 11자로 모아 곧게 뻗고, 발목은 Plantar flexion으로 유지한다.
상지: 팔꿈치에 Hand strap을 끼우고 팔꿈치를 90도로 구부린다. 견갑골의 안정화를 유지하며 상완골은 어깨높이까지 들어 올리고 손바닥은 몸통을 향한다.

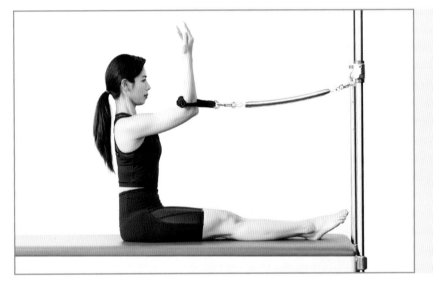

1

Inhale: 시작 자세를 유지한다.

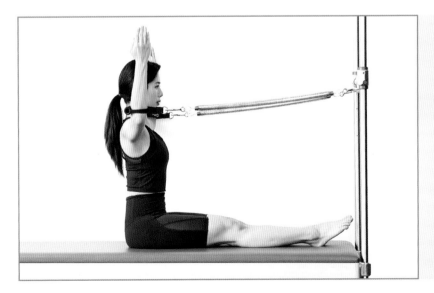

2

Exhale: 팔과 어깨의 각도를 유지하며 수평 외전한다.

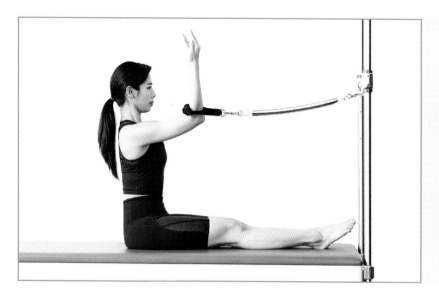

Inhale: 팔과 어깨의 각도를 유지하며 수평 내전하여 시작 자세로 돌아간다.

● **변형 동작**

앉은 위치 조정하기

골반과 척추의 Neutral 상태를 유지하기 어려운 경우 엉덩이 밑에 쿠션, Extender, Box 등을 깔고 앉을 수 있다. 혹은 무릎을 약간 구부리거나 두 다리를 꼬아 앉는다.

● **주의 사항**

1. 견갑골의 안정화를 유지하며 어깨의 보상 작용이 일어나지 않게 한다.
2. 동작을 진행하는 동안 상완골의 높이를 일정하게 유지한다.
3. 몸통이 무너지지 않도록 꼬리뼈부터 정수리까지 척추를 길게 늘린 상태를 유지하며 중심부 활성화를 이끌어낸다.

27-③

BACK ROWING PREPS
Airplane

● **운동 목표**: 팔을 양옆으로 뻗어 Spring 을 조절하며 중심부의 안정화를 이끌어 내는 동작이다.
● **목표 근육**: 삼각근, 후면삼각근

● **시작 자세**: Long sitting / Neutral
Sliding bar 쪽을 바라보고 앉는다.
하지: 두 다리를 11자로 모아 곧게 뻗고, 발목은 Plantar flexion으로 유지한다
상지: 양팔은 몸통보다 약간 앞에서 어깨보다 약간 낮은 높이로 뻗는다. 양손으로 핸들 을 잡고 손바닥이 뒤를 바라보도록 한다.

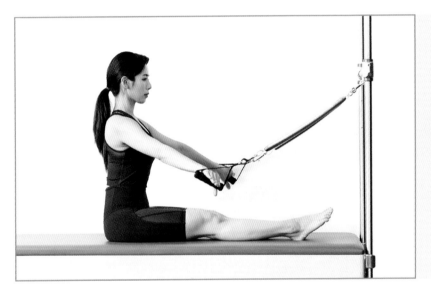

1

Inhale: 시작 자세를 유지한다.

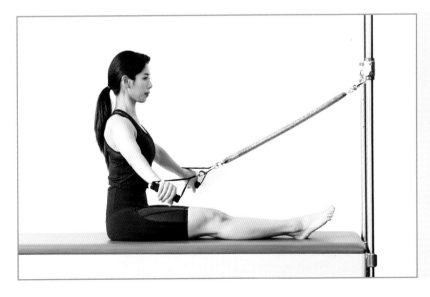

2

Exhale: 팔의 높이를 일정하게 유지하며 Spring을 뒤쪽 바깥 방 향으로 당긴다.

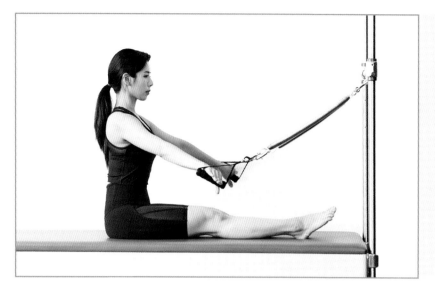

Inhale: 천천히 시작 자세로 돌아간다.

● **변형 동작** ━━━━━━━━━━━━━━━━━━━━━━

1. 손바닥이 천장을 향하게 하여 동작하기

2. 손바닥이 바닥을 향하게 하여 동작하기
   동작을 수행하는 동안 손목이 꺾이지 않도록 주의한다.

3. 앉은 위치 조정하기
   골반과 척추의 Neutral 상태를 유지하기 어려운 경우 엉덩이 밑에 쿠션, Extender,
   Box 등을 깔고 앉을 수 있다. 혹은 무릎을 약간 굽히거나 두 다리를 꼬아 앉는다.

● **주의 사항** ━━━━━━━━━━━━━

1. 동작을 진행하는 동안 팔의 높이를 일
   정하게 유지한다.

2. 팔을 뒤로 뻗을 때 어깨가 앞으로 말
   리지 않도록 주의한다.

27.-④ BACK ROWING PREPS
Biceps Curl

- **운동 목표**: 팔을 앞으로 뻗어 팔꿈치를 굴곡·신전하는 동안 중심부의 안정화를 이끌낼 수 있다.
- **목표 근육**: 상완이두근

- **시작 자세**: Long sitting / Neutral
Sliding bar 쪽을 바라보고 앉는다.
하지: 두 다리를 11자로 모아 곧게 뻗고, 발목은 Plantar flexion으로 유지한다.
상지: 양팔은 앞으로 길게 뻗어 어깨높이를 유지하며, 양손으로 핸들을 잡고 손바닥은 천장을 향한다.

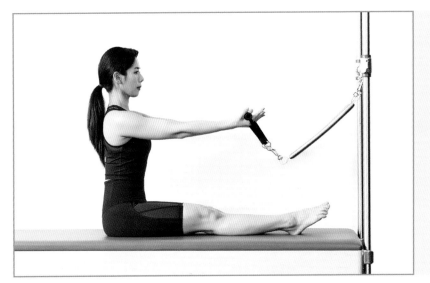

1

Inhale: 시작 자세를 유지한다.

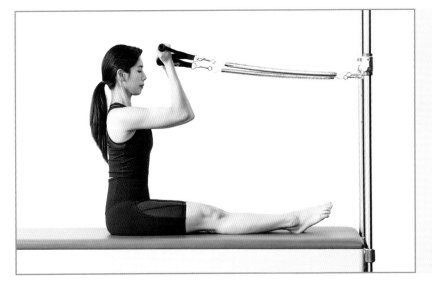

2

Exhale: 상완골의 위치를 유지하며 팔꿈치를 굴곡한다.

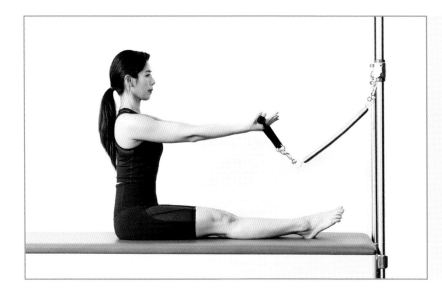

Inhale: 상완골의 위치를 유지하며 팔꿈치를 신전하며 Spring을 원위치로 조절하여 돌아간다.

● **변형 동작**

1. **손바닥이 바닥을 향하게 하여 동작하기**

2. **손바닥이 서로 마주보게 하여 동작하기**
   손목이 꺾이지 않도록 주의한다.

3. **전완 회외 움직임 추가하기**
   손바닥이 바닥을 보게 핸들을 잡는다.
   Inhale: 시작 자세를 유지한다.
   Exhale: 손바닥이 천장을 바라보도록 돌린 후 팔꿈치를 굴곡한다.
   Inhale: 팔꿈치를 신전하며 손바닥이 바닥을 바라보도록 다시 뒤집는다.

4. **전완 회내 움직임 추가하기**
   손바닥이 천장을 바라보도록 핸들을 잡는다.
   Inhlae: 준비한다.
   Exhale: 손바닥이 바닥을 바라보도록 뒤집고 팔꿈치를 굴곡한다.
   Inhale: 팔꿈치를 신전하며 손바닥이 다시 천장을 바라보도록 돌린다.

5. **앉은 위치 조정하기**
   골반과 척추의 Neutral 상태를 유지하기 어려운 경우 엉덩이 밑에 쿠션, Extender, Box 등을 깔고 앉을 수 있다. 혹은 무릎을 약간 굽히거나 두 다리를 꼬아 앉는다.

● **주의 사항**

1. 동작을 수행하는 동안 견갑골과 몸통의 안정화를 유지한다.

2. 요추가 과신전되지 않도록 골반을 중립 위치로 유지한다.

3. 팔꿈치를 굴곡, 신전하는 동안 상완골을 일정한 높이로 유지한다.

27.⑤ BACK ROWING PREPS
Triceps

● **운동 목표**: 상완골을 몸통에 붙인 상태
에서 팔꿈치를 굴곡, 신전하는 동안 중
심부의 안정화를 이끌어내는 동작이다.
● **목표 근육**: 견갑골 안정화 근육, 광배근,
대원근, 후삼각근, 상완삼두근

● **시작 자세**: Long sitting / Neutral
Sliding bar 쪽을 바라보고 앉는다.
하지: 두 다리를 11자로 모아 곧게 뻗고, 발목은 Plantar flexion으로 유지한다.
상지: 팔꿈치를 굴곡하여 몸통 약간 뒤에 둔다. 양손으로 핸들을 잡고 손바닥은 바닥쪽
을 향하도록 한다.

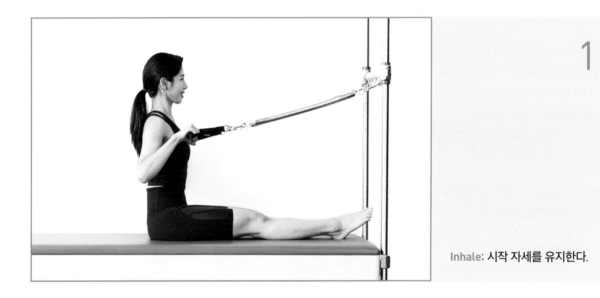

1

Inhale: 시작 자세를 유지한다.

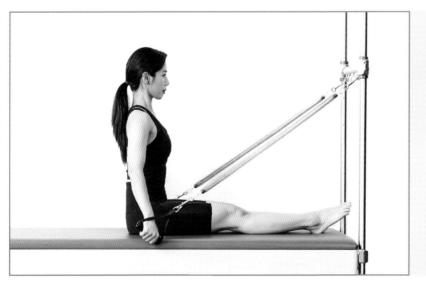

2

Exhale: 상완골의 위치를 유지
하며 팔꿈치를 신전한다.

138

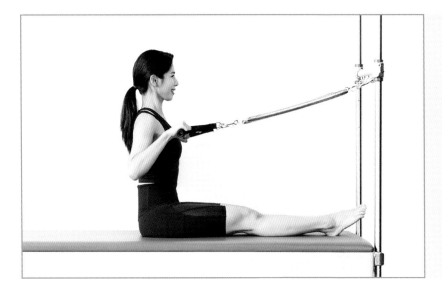

Inhale: 상완골을 위치를 유지하며 팔꿈치를 굴곡하여 시작 자세로 돌아간다.

● **변형 동작**

1. **손바닥이 천장을 향하게 하여 동작하기**
2. **앉은 위치 조정하기**
   골반과 척추의 Neutral 상태를 유지하기 어려운 경우 엉덩이 밑에 쿠션, Extender, Box 등을 깔고 앉을 수 있다. 혹은 무릎을 약간 굽히거나 두 다리를 꼬아 앉는다.

● **주의 사항**

1. 앉은 자세에서 골반의 중립을 유지하기 위해 복부의 수축 상태를 유지한다.
2. 흉곽이 들리거나 무너지지 않게 한다.
3. 등을 뒤로 기대지 않는다.
4. 팔꿈치를 과신전 또는 Locking되지 않게 주의한다.
5. Spring을 당기기 위해 손목을 사용하지 않는다.
6. 상승모근의 긴장을 피한다.

27.-⑥

BACK ROWING PREPS
Roll Down

- **운동 목표**: 양손을 맞닿게 하고 Spring 의 저항을 이용하여 척추 분절 움직임 을 이끌어낸다.
- **목표 근육**: 광배근, 대원근, 복직근, 복 사근, 고관절 굴곡근

- **시작 자세**: Long sitting / Neutral
  골반의 중립을 유지하며 수직 Sliding bar 쪽을 바라보고 앉는다.
  하지: 두 다리를 11자로 모아 곧게 뻗고, 발목은 Plantar flexion으로 유지한다.
  상지: 양손으로 핸들을 잡고 어깨보다 약간 낮은 위치에서 큰 나무를 껴안듯, 양팔을 둥글게 모으며 손바닥은 몸통 쪽을 향한다.

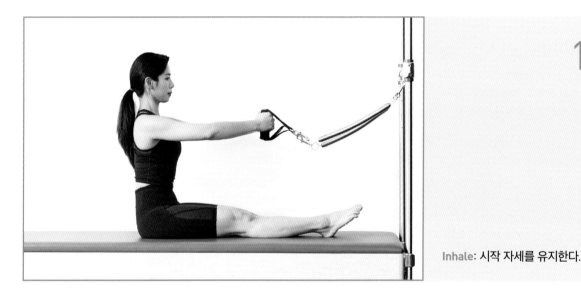

1

Inhale: 시작 자세를 유지한다.

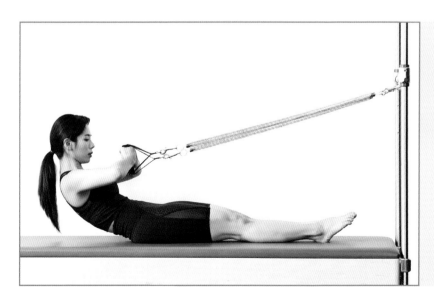

2

Exhale: 골반을 후방 경사하며 천천히 요추를 굴곡하여 Roll down한다.
Inhale: Roll down 자세를 유지하고 흉곽의 측면으로 숨을 깊게 들이마신다.

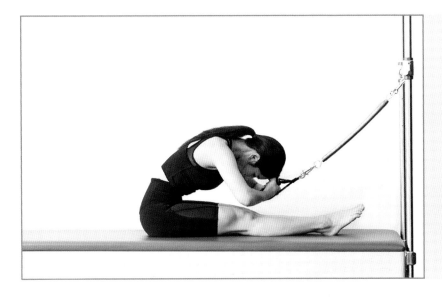

3

Exhale: 머리부터 척추를 동그랗게 말아 Roll up하며 상체는 골반을 지나 앞으로 숙이며 좌골에 체중을 싣는다.

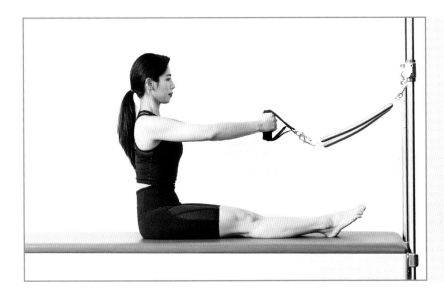

4

Inhale: 골반부터 중립으로 세워 Roll up하여 꼬리뼈부터 정수리까지 척추를 길게 늘리고 천천히 손을 멀리 뻗어 Spring을 이완한다.

● 변형 동작

앉은 위치 조정하기

골반과 척추의 Neutral 상태를 유지하기 어려운 경우 엉덩이 밑에 쿠션, Extender, Box 등을 깔고 앉을 수 있다. 혹은 무릎을 약간 굽히거나 두 다리를 꼬아 앉는다.

● 주의 사항

1. 동작을 수행하는 동안 가능한 한 복부를 편평하게 만들며 깊은 호흡을 한다.
2. 척추 분절 움직임을 최대한 이끌어내며 신연의 움직임을 강조한다.
3. 골반의 전방 경사, 후방 경사, 중립의 위치를 구분할 줄 알아야 한다.

27.-⑦

BACK ROWING PREPS
Roll Down With Biceps Curl

● **운동 목표**: 양손을 몸통 쪽으로 당겨와 몸통의 안정성을 이끌어내며, 그 에너지를 바탕으로 더욱 집중적인 척추 분절 움직임을 이끌어낼 수 있다.

● **목표 근육**: 대둔근, 햄스트링, 복직근, 복사근, 상완이두근

● **시작 자세**: Long sitting / Neutral
Sliding bar 쪽을 바라보고 앉는다.
하지: 두 다리를 11자로 모아 곧게 뻗고, 발목은 Plantar flexion으로 유지한다.
상지: 견갑골 안정화 상태에서 양팔은 앞으로 길게 뻗어 어깨높이를 유지하고 양손으로 핸들을 잡으며 손바닥은 천장을 향하게 한다.

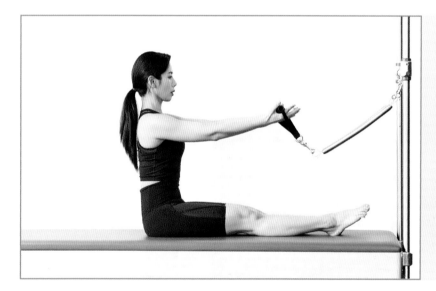

1

Inhale: 시작 자세를 유지한다.

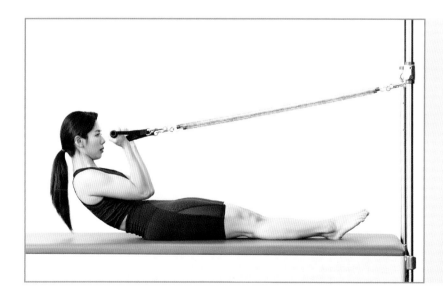

2

Exhale: 골반을 후방 경사하며 천천히 요추를 굴곡하여 Roll down한다. 동시에 상완을 몸통 옆으로 가져오고, 팔꿈치를 접어 손이 어깨 앞에 위치하게 한다.

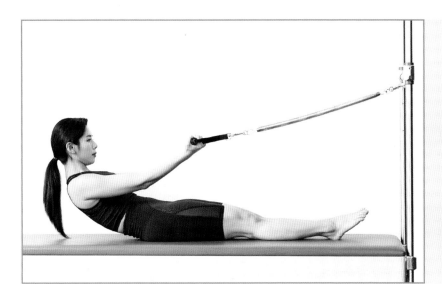

Inhale: Roll down 자세를 유지
하고 팔꿈치를 천천히 이완한다.

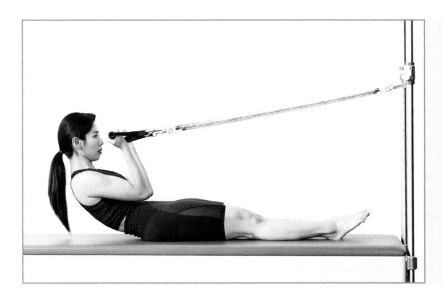

Exhale: 다시 팔꿈치를 굴곡하
여 손이 어깨 앞에 위치한다.
▶5~10회 반복
Inhale: Roll down 자세를 유지
하고 흉곽의 측면으로 숨을 깊게
들이 마신다.

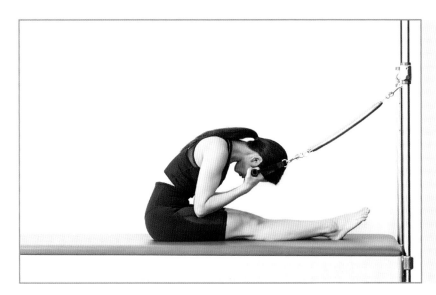

Exhale: 머리부터 척추를 동그
랗게 말아 Roll up하며 상체는
골반을 지나 앞으로 숙여 좌골에
체중을 싣는다.

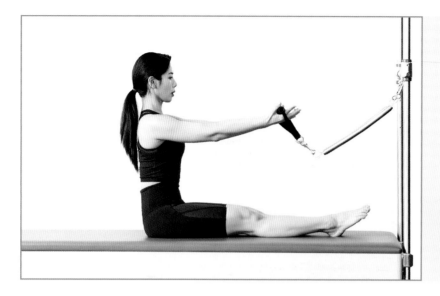

Inhale: 골반부터 중립으로 세워 Roll up하여 꼬리뼈부터 정수리까지 척추를 길게 늘리고 동시에 팔을 펴 Spring을 이완한다.

● 변형 동작

1. 손바닥이 바닥을 향하게 하여 동작하기

2. 전완 회외 동작 추가하기
   손바닥이 바닥을 바라보도록 핸들을 잡고 준비하여, Roll down이 시작되면 손바닥을 뒤집어 천장을 바라보게 한다. 이어 상체를 Roll up하기 전에 다시 손바닥이 바닥쪽을 향하도록 돌려 시작 자세로 돌아간다.

3. 전완 회내 동작 추가하기
   손바닥이 천장을 바라보도록 핸들을 잡고 준비하여 Roll down이 시작되면 손바닥이 바닥을 향하도록 뒤집고, Roll up을 시작하기 전에 다시 손바닥을 천장 방향으로 돌린다.

4. 앉은 위치 조정하기
   골반과 척추의 Neutral 상태를 유지하기 어려운 경우 엉덩이 밑에 쿠션, Extender, Box 등을 깔고 앉을 수 있다. 혹은 무릎을 약간 굽히거나 두 다리를 꼬아 앉는다.

● 주의 사항

1. 몸통과 팔의 움직임 전에 견갑골을 먼저 안정화한다.

2. 등을 기대는 느낌이 아니라 복부를 사용하며 요추 굴곡을 이끌어낸다.

3. 가능한 한 깊은 호흡을 하여 복부를 편평하게 유지해야 한다.

4. 가슴쪽으로 턱을 너무 당겨 경추에서 과도한 굴곡이 일어나지 않게 한다.

27.-⑧

BACK ROWING PREPS
Roll Down With Oblique

● **운동 목표**: 양손을 몸통 쪽으로 당겨와 몸통의 안정성을 이끌어내며, 동시에 몸의 사선 움직임, 회전 움직임을 하여 몸통의 안정성과 협응력을 이끌어낼 수 있다.

● **목표 근육**: 대둔근, 햄스트링, 견갑골 안정화 근육, 복직근, 복사근

● **시작 자세**: Long sitting / Neutral
Sliding bar 쪽을 바라보고 앉는다.

하지: 두 다리를 11자로 모아 곧게 뻗고, 발목은 Plantar flexion으로 유지한다.

상지: 양손은 핸들을 잡고 어깨보다 약간 낮은 위치에서 양팔을 몸 앞쪽으로 둥글게 모으며 손바닥은 몸통 쪽을 향하게 한다.

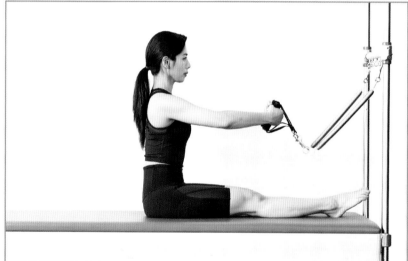

1

Inhale: 시작 자세를 유지한다.

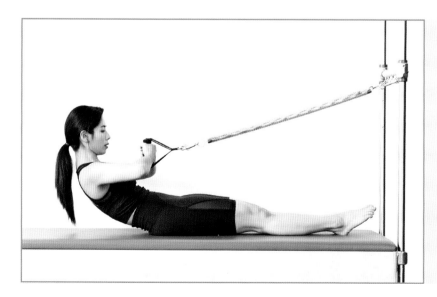

2

Exhale: 팔꿈치를 굴곡하여 흉골을 향해 양손을 당기며 천천히 골반을 후방 경사하여 Roll down 한다.

Inhale: Roll down 자세를 유지하고, 흉곽의 측면으로 숨을 깊게 들이마신다.

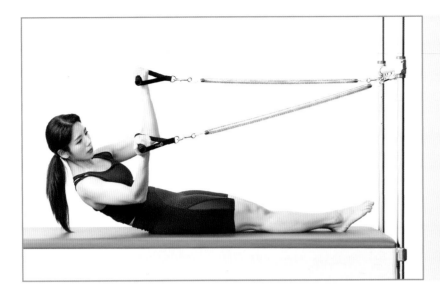

3

Exhale: 상체를 한쪽 방향으로
회전하며, 동시에 두 팔은 외회
전한다.

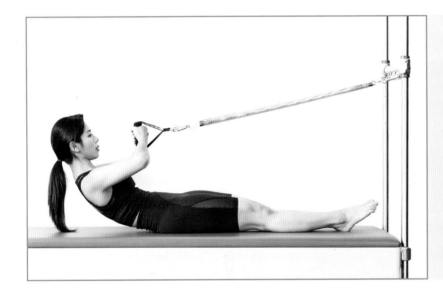

4

Inhale: 몸통을 다시 중앙으로
돌리고, 양손은 흉골 앞쪽으로
돌아간다.

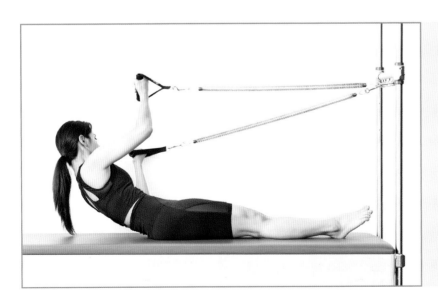

5

Exhale: Roll down 자세를 유지
하고, 상체를 반대 방향으로 회
전하며 동시에 두 팔은 외회전한
다.

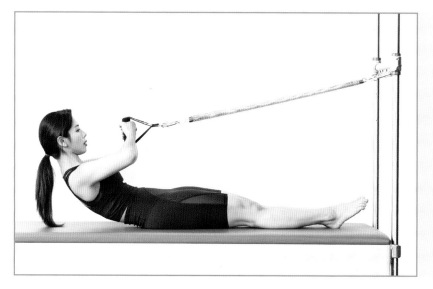

Inhale: 몸통을 다시 중앙으로 돌리고, 양손은 흉골 앞쪽으로 돌아간다.

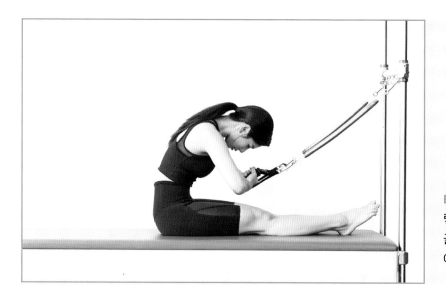

Exhale: 머리부터 척추를 동그랗게 말아 Roll up하며 상체는 골반을 지나 앞으로 숙이며 좌골에 체중을 싣는다.

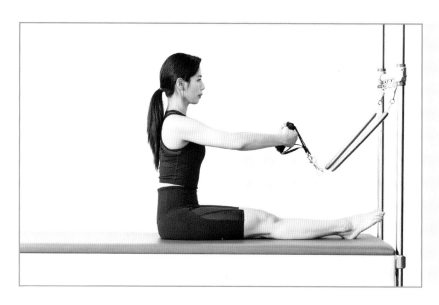

Inhale: 골반부터 중립으로 세워 Roll up하여 꼬리뼈부터 정수리까지 척추를 길게 늘리고 동시에 팔을 펴 Spring을 이완한다.

▶상체의 회전 방향의 시작을 반대로 하여 반복

147

앉은 위치 조정하기

골반과 척추의 Neutral 상태를 유지하기 어려운 경우 엉덩이 밑에 쿠션, Extender, Box 등을 깔고 앉을 수 있다. 혹은 무릎을 약간 굽히거나 두 다리를 꼬아 앉는다.

1. 몸통과 팔의 움직임 전에 견갑골을 먼저 안정화한다.
2. 등을 기대는 느낌이 아니라 복부를 사용하며 요추 굴곡을 이끌어낸다.
3. 척추 굴곡을 유지하는 복부의 힘으로 상체를 허벅지 위까지 앞으로 숙이며, 좌골 위에 체중을 싣는다.
4. 몸을 회전하는 동안 몸이 Spring에 끌려가지 않게 유지한다.
5. 가능한 한 깊은 호흡을 하여 복부를 편평하게 유지해야 한다.
6. 가슴쪽으로 턱을 너무 당겨 경추에서 과도한 굴곡이 일어나지 않게 한다.

28.-① FRONT ROWING PREPS
Straight Forward

반복 횟수
5회

● **운동 목표**: 앉은 자세를 유지하며 어깨의 굴곡, 신전 움직임을 통해 어깨의 전면부 근육들을 강화할 수 있다.
● **목표 근육**: 외·내복사근, 전면삼각근, 대흉근

● **시작 자세**: Long sitting / Neutral
수직 Sliding bar 반대쪽을 바라보고 앉는다.
하지: 두 다리를 11자로 모아 곧게 뻗고, 발목은 Plantar flexion으로 유지한다.
상지: 양손으로 핸들을 잡고 손바닥이 정면을 향하게 하여 Spring을 당기며 팔이 몸통과 일직선에서 살짝 뒤에 위치한다.

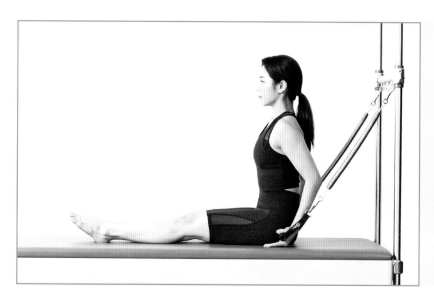

1

Inhale: 시작 자세를 유지한다.

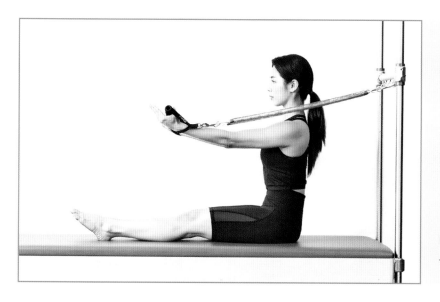

2

Exhale: 어깨를 굴곡하여 팔을 몸통 앞쪽으로 뻗는다.

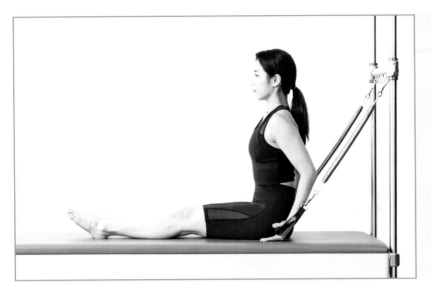

Inhale: Spring을 원위치로 천천히 조절하며 시작 자세로 돌아간다.

● 변형 동작

1. 손바닥이 몸통 쪽을 향하게 하여 동작하기
2. 손바닥이 뒤쪽을 향하게 하여 동작하기
3. 앉은 위치 조정하기
   골반과 척추의 Neutral 상태를 유지하기 어려운 경우 엉덩이 밑에 쿠션, Extender, Box 등을 깔고 앉을 수 있다. 혹은 무릎을 약간 굽히거나 두 다리를 꼬아 앉는다.

● 주의 사항

1. 팔은 가능한 한 몸의 측면과 가까운 위치에서 시작한다.
2. 돌아올 때 Spring에 팔이 끌려가지 않도록 주의한다.

28.-②

FRONT ROWING PREPS
Second Position

- **운동 목표**: 앉은 자세를 유지하며 어깨의 수평 외전, 수평 내전 움직임을 통해 어깨의 전면부 근육들을 강화할 수 있다.
- **목표 근육**: 전면삼각근, 대흉근, 오훼완근

- **시작 자세**: Long sitting / Neutral
수직 Sliding bar 반대쪽을 바라보고 앉는다.
- **하지**: 두 다리를 11자로 모아 곧게 뻗고, 발목은 Plantar flexion으로 유지한다.
- **상지**: 양손으로 핸들을 잡고 어깨보다 약간 아래에서 양팔을 옆으로 뻗는다. 이때 팔꿈치는 부드러운 곡선 형태로 굽히며 손바닥은 살짝 서로 마주 보도록 한다.

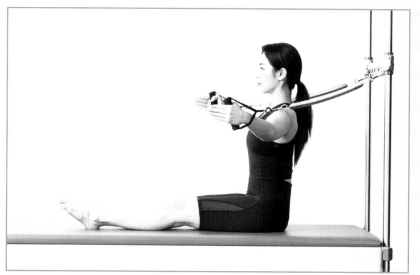

1

Inhale: 시작 자세를 유지한다.

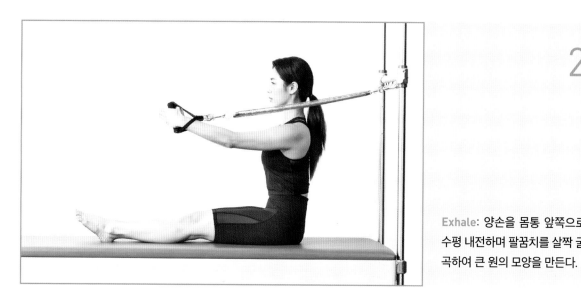

2

Exhale: 양손을 몸통 앞쪽으로 수평 내전하며 팔꿈치를 살짝 굴곡하여 큰 원의 모양을 만든다.

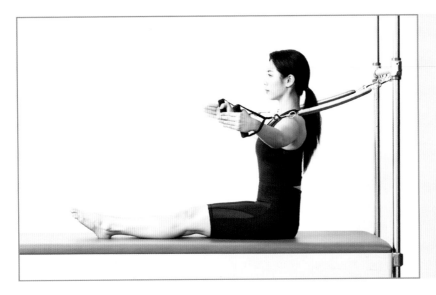

Inhale: 양팔을 벌려 수평 외전
하며 Spring을 천천히 조절하여
시작 자세로 돌아간다.

● **변형 동작**

1. 손바닥이 천장을 향하게 하여 동작하기
2. 손바닥이 바닥을 향하게 하여 동작하기
3. 앉은 위치 조정하기
   골반과 척추의 Neutral 상태를 유지하기 어려운 경우 엉덩이 밑에 쿠션, Extender,
   Box 등을 깔고 앉을 수 있다. 혹은 무릎을 약간 굽히거나 두 다리를 꼬아 앉는다.

● **주의 사항**

1. 팔 동작을 수행하는 동안 팔의 높이를
   일정하게 유지한다.
2. 견갑골 안정화를 유지할 수 있는 범위
   에서 가능한 한 멀리 팔을 벌린다.

28.-③ FRONT ROWING PREPS
Offering

● **운동 목표**: 앉은 자세를 유지하며, 어깨 관절에서 복합적인 움직임을 진행하는 동안 견갑골 안정화를 이끌어낼 수 있다.

● **목표 근육**: 상완삼두근, 전면삼각근, 대흉근

● **시작 자세**: Long sitting / Neutral

수직 Sliding bar 반대쪽을 바라보고 앉는다.

하지: 두 다리를 11자로 모아 곧게 뻗고, 발목은 Plantar flexion으로 유지한다.

상지: 양손으로 핸들을 잡고, 팔꿈치를 굴곡하여 몸통 옆에 붙여 상완골을 붙인다. 이 때 손은 팔꿈치보다 조금 높게 위치하며, 손바닥은 천장을 향한다.

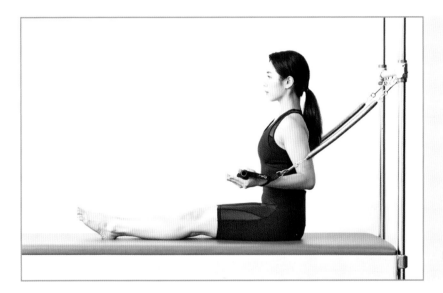

1

Inhale: 시작 자세를 유지한다.

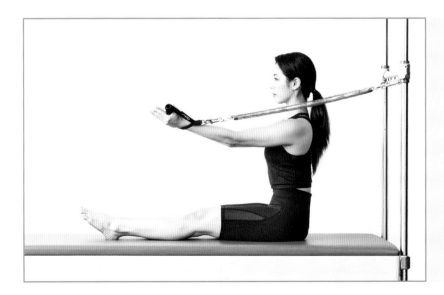

2

Exhale: 두 팔을 몸통 앞쪽으로 뻗으며 어깨높이까지 들어 올린다.

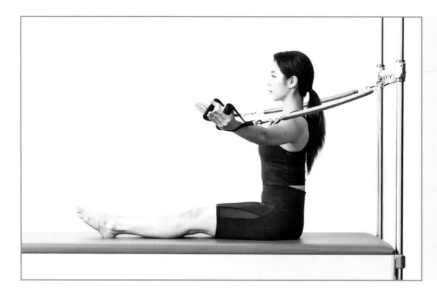

Inhale: 견갑골의 안정화를 유
지하며 가능한 한 멀리 두 팔을
수평 외전한다.

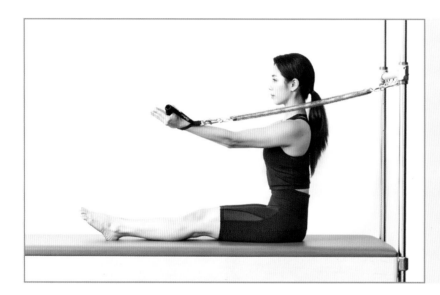

Exhale: 두 팔의 어깨높이를 유
지하며 수평 내전한다.

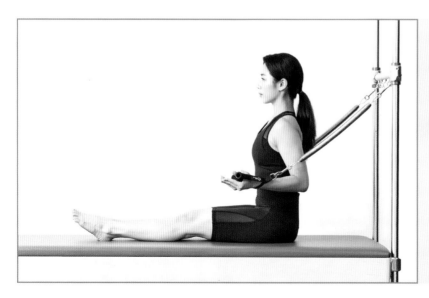

Inhale: 팔꿈치를 굽혀 시작 자
세로 돌아간다.

1. 손바닥이 서로 향하게 하여 동작하기

2. 손바닥이 바닥을 향하게 하여 동작하기

3. 앉은 위치 조정하기
   골반과 척추의 Neutral 상태를 유지하기 어려운 경우 엉덩이 밑에 쿠션, Extender, Box 등을 깔고 앉을 수 있다. 혹은 무릎을 약간 굽히거나 두 다리를 꼬아 앉는다.

4. 전완 회내 동작 추가하기
   손바닥이 천장을 향하도록 핸들을 잡고 준비하여 양팔을 앞으로 뻗을 때 손바닥을 뒤집어 바닥을 바라보도록 한다. 동작의 마무리에서 팔꿈치를 접어 돌아올 때 다시 손바닥이 천장을 향한다.

5. 전완 회외 동작 추가하기
   손바닥이 바닥을 향하도록 핸들을 잡고 준비한다. 팔을 앞으로 뻗을 때 손바닥이 천장을 바라보도록 뒤집는다. 동작의 마무리에서 팔꿈치를 접어 돌아올 때 다시 손바닥이 바닥을 향하도록 한다.

6. 양팔의 수평 외전 생략하기
   팔을 앞으로 뻗었다가 팔꿈치를 접어 돌아오는 동작으로 반복한다.

1. 복사근과 다열근을 활성화하여 척추와 골반을 Neutral로 유지한다.

2. 척추가 굴곡되며 자세가 무너지지 않도록 척추 기립근의 연결을 유지한다.

3. 상지의 움직임 동안 흉곽이 들리지 않도록 주의하고 팔꿈치가 과신전되지 않게 한다.

4. 손목이 무너지지 않도록 가능한 한 손목을 길게 유지한다.

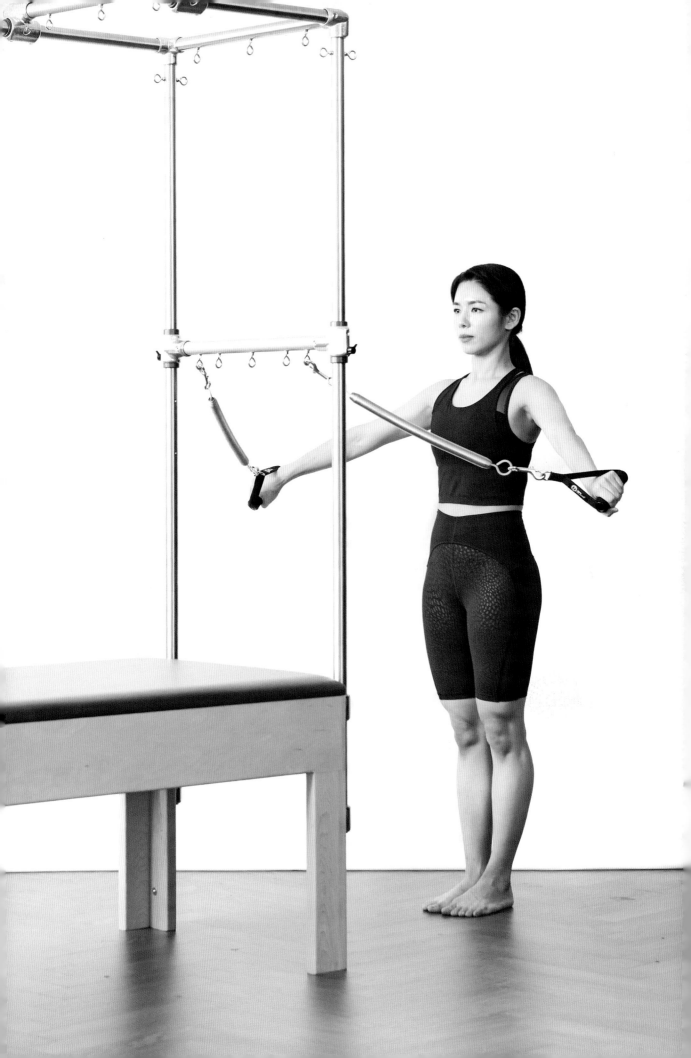

8

ARM SPRINGS STANDING

LOWER, MIDDLE, UPPER TRAP STRENGTHENER

반복 횟수
10회

● **운동 목표**: Standing 자세에서 Spring 의 위치를 바꾸며 상·중·하부 승모근을 집중적으로 강화할 수 있다.

● **목표 근육**: 상·중·하부 승모근

● **시작 자세**: Standing / Neutral

수직 Sliding bar를 바라보고 선 자세를 유지한다.

하지: 두 다리는 골반 넓이만큼 벌리고 선다.

상지: 양손으로 핸들 잡고 몸통 앞쪽으로 뻗으며 손바닥은 바닥쪽을 향한다.

Upper trap. Arm spring을 Upright 바닥 쪽에 건다.

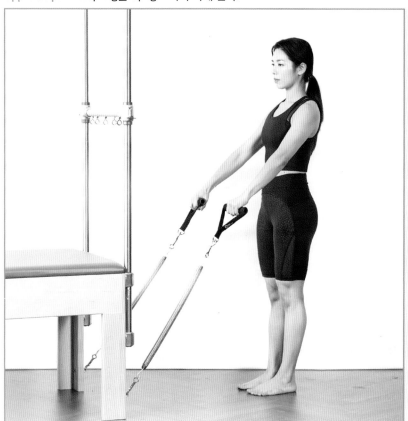

1

Inhale: 시작 자세를 유지한다.

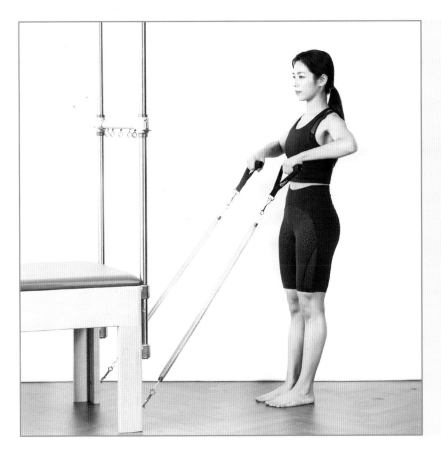

Exhale: 견갑골 안정화를 유지
하며 팔꿈치를 양옆으로 벌려
Spring을 대각선 위쪽 방향으로
당긴다.

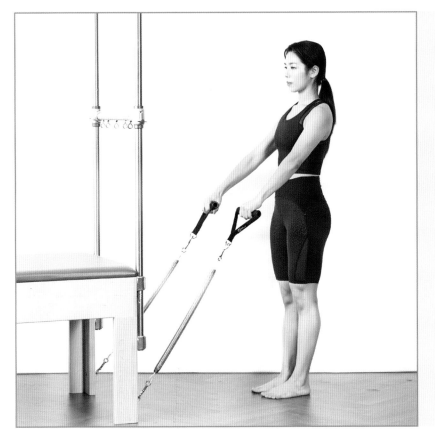

Inhale: Spring을 일정한 속도로
조절하며 팔꿈치를 펴면서 시작
자세로 돌아간다.

Middle trap. Arm spring을 Sliding bar에 건다(어깨높이).

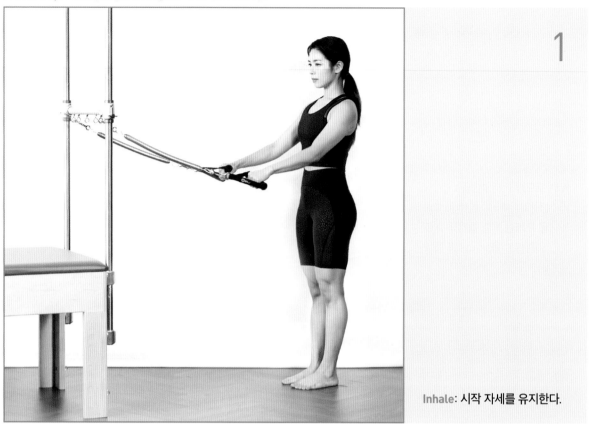

1

Inhale: 시작 자세를 유지한다.

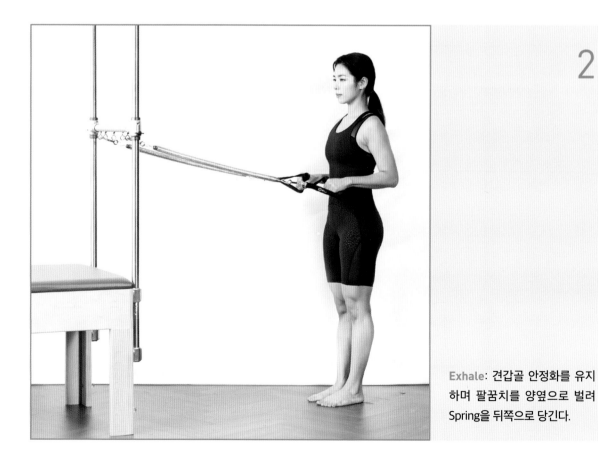

2

Exhale: 견갑골 안정화를 유지
하며 팔꿈치를 양옆으로 벌려
Spring을 뒤쪽으로 당긴다.

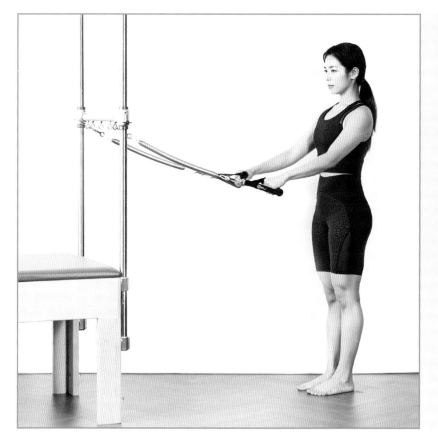

3

Inhale: Spring을 일정한 속도로
조절하며 팔꿈치를 펴면서 시작
자세로 돌아간다.

Lower trap. Arm spring을 Upright 꼭대기에 건다.

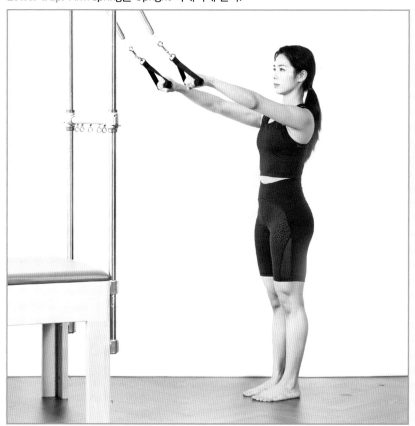

1

Inhale: 시작 자세를 유지한다.

161

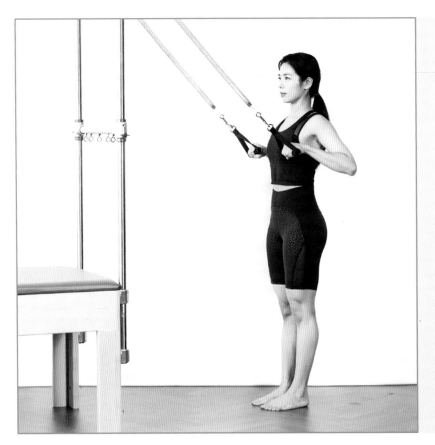

Exhale: 견갑골을 안정화하고,
팔꿈치를 양옆으로 벌려 Spring
을 대각선 아래쪽 방향으로 당긴
다.

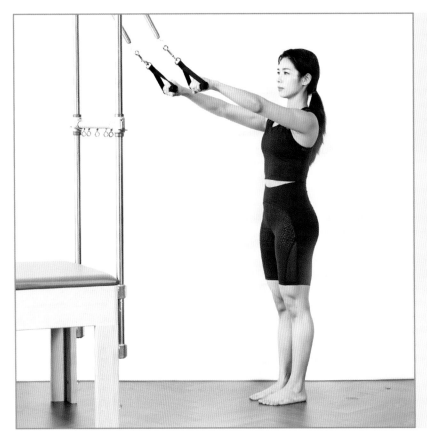

Inhale: Spring을 일정한 속도로
조절하며 팔꿈치를 펴면서 시작
자세로 돌아간다.

● 변형 동작

1. **Rotational disk 위에 서서 동작하기**
   하체 균형을 잡기 어려워져 난이도가 높아진다.

2. **베드에 무릎 꿇고 동작하기**
   고관절을 안정화하는 데 집중할 수 있다(Upper trap 동작은 해당 자세로 수행하기 어렵다).

● 주의 사항

1. 동작을 수행하는 동안 견갑골의 안정화를 바탕으로 어깨의 열린 자세를 유지한다.
2. 대둔근, 햄스트링, 복부 근육을 사용하여 골반의 중립을 유지한다.
3. 흉곽이 들리지 않게 복부 연결을 유지하며 몸통을 안정화한다.
4. 손목이 무너지지 않도록 가능한 한 손목을 길게 유지한다.

30.-① CHEST EXPANSION
Chest Expansion

● **운동 목표**: Standing 자세에서 팔과 머리의 회전 움직임을 동시에 진행하며 협응력, 조절력을 키울 수 있다.
● **목표 근육**: 광배근, 대원근, 후면삼각근, 승모근, 능형근

● **시작 자세**: Standing / Neutral
  * 수직 Sliding bar에 Arm spring을 건다(수직 Sliding bar는 어깨높이).
  수직 Sliding bar를 마주 보고 선 자세를 유지한다.
  하지: 두 다리는 골반 넓이만큼 벌리고 선다.
  상지: 양손으로 핸들들을 잡고 손바닥이 몸통 뒤쪽을 향하게 하여 몸통 앞쪽에서 살짝 Spring을 당겨 유지한다.

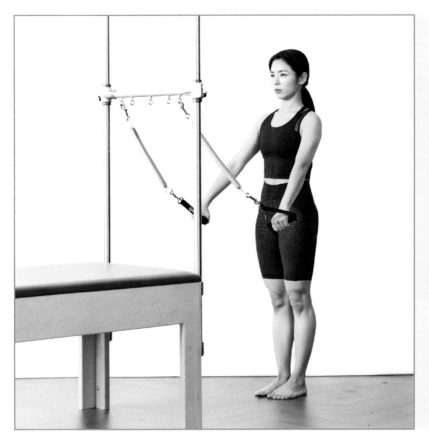

1

Inhale: Spring을 일정한 속도로 조절하며 팔꿈치를 펴면서 시작 자세로 돌아간다.

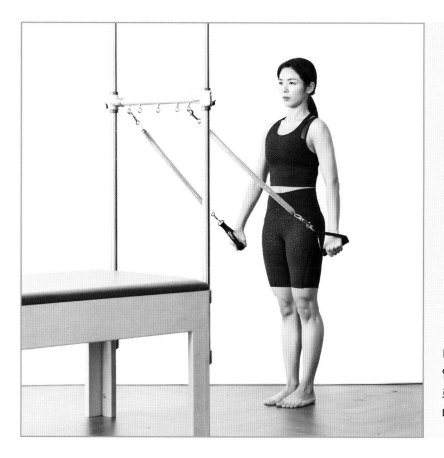

Exhale: 몸통과 골반, 견갑골의 안정성을 유지하며 팔을 편 상태로 Spring을 몸통 뒤쪽으로 당긴다.

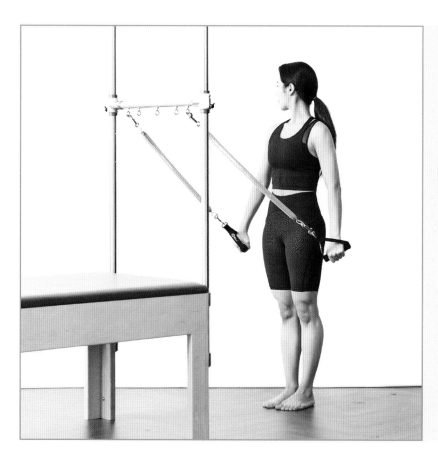

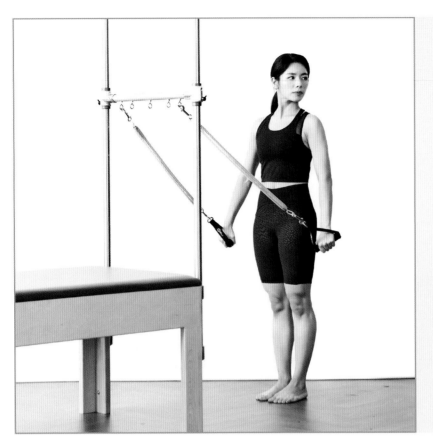

Inhale: 팔과 몸통의 위치를 유
지하며 머리를 왼쪽, 오른쪽으로
한 번씩 번갈아 회전한다.

4

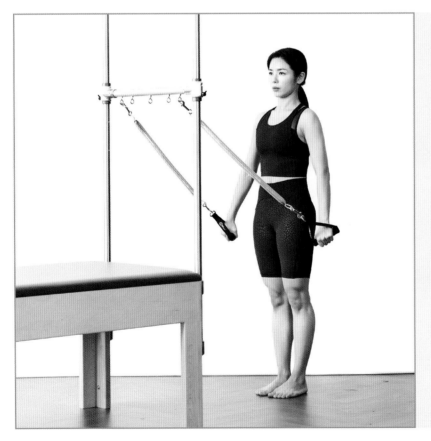

Exhale: 팔과 몸통의 위치를 유
지하며 머리를 중앙으로 돌린다.

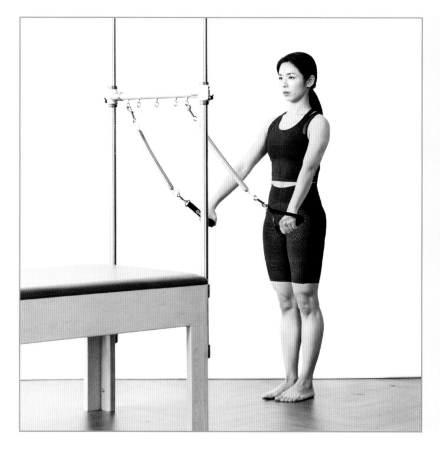

Inhale: 견갑골의 안정화를 유지하며 시작 자세로 돌아간다.

▶머리의 회전 방향을 바꿔가며 6회 반복

● 변형 동작

1. 손바닥이 앞쪽을 향하게 하여 동작하기
2. 손바닥이 천장을 향하게 하여 동작하기
3. Rotational disk 위에 서서 동작하기
   하체 균형을 잡기 어려워져 난이도가 높아진다.
4. 베드에 무릎 꿇고 동작하기
   고관절을 안정화하는 데 집중할 수 있다.

● 주의 사항

1. 동작을 수행하는 동안 견갑골의 안정화를 바탕으로 어깨의 열린 자세를 유지한다.
2. 대둔근, 햄스트링, 복부 근육을 사용하여 골반의 중립을 유지한다.
3. 흉곽이 들리지 않게 복부 연결을 유지하며 몸통을 안정화한다.
4. 손목이 무너지지 않도록 가능한 한 손목을 길게 유지한다.

30.-② CHEST EXPANSION
Pulses

- **운동 목표**: Standing 자세에서 팔의 반복적인 움직임을 진행하는 동안 몸통과 골반의 안정성을 유지하며 코어와 하체를 강화할수 있다.
- **목표 근육**: 광배근, 대원근, 후면삼각근, 승모근, 능형근

- **시작 자세**: Standing / Neutral
  * 수직 Sliding bar에 Arm spring을 건다(수직 Sliding bar는 어깨높이).
  수직 Sliding bar를 마주 보고 선 자세를 유지한다.
- **하지**: 두 다리는 골반 넓이만큼 벌리고 선다.
- **상지**: 양손으로 핸들을 잡고 손바닥이 몸통 뒤쪽을 향하게 하여 몸통 앞쪽에서 살짝 Spring을 당겨 유지한다.

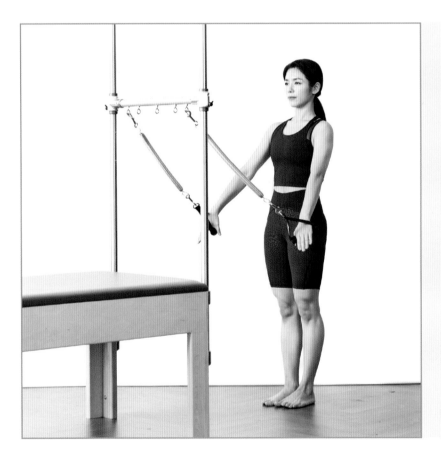

1

Inhale: 시작 자세를 유지한다.

168

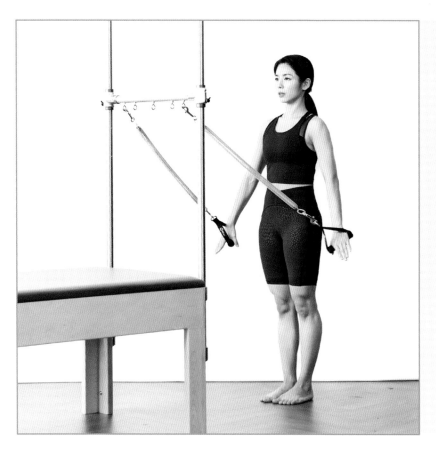

2

Exhale: 몸통과 골반, 견갑골의 안정성을 유지하며 팔을 편 상태로 Spring을 몸통 뒤쪽으로 당긴다.

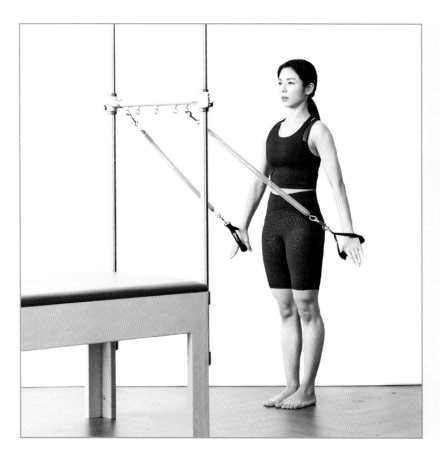

3

Inhale: 몸통 뒤로 당긴 Spring을 살짝 이완하여 팔을 골반 위치까지 앞으로 가져온다.

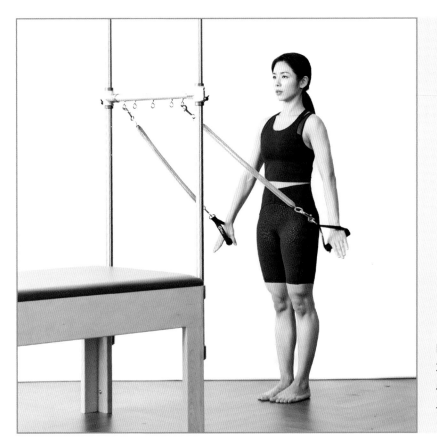

Exhale: 견갑골의 안정성을 유지하며 양팔을 심장 박동 뛰듯이 뒤로 당기고 이완하여 골반까지 돌아오기를 3번 반복한다.

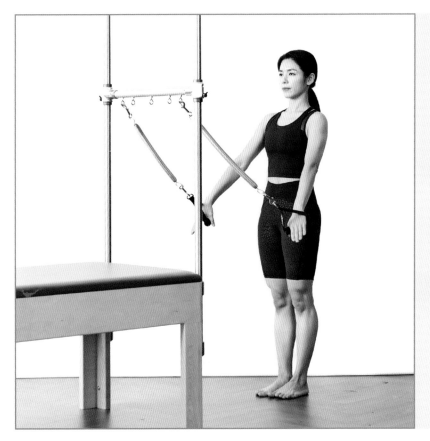

Inhale: 견갑골의 안정성을 유지하며 시작 자세로 돌아간다.

1. **손바닥이 안쪽을 향하게 하여 동작하기**
2. **손바닥이 위쪽을 향하게 하여 동작하기**
3. Rotational disk 위에 서서 동작하기
   하체 균형을 잡기 어려워져 난이도가 높아진디.
4. **베드에 무릎 꿇고 동작하기**
   고관절을 안정화하는 데 집중할 수 있다.

1. 동작을 수행하는 동안 견갑골의 안정화를 바탕으로 어깨의 열린 자세를 유지한다.
2. 대둔근, 햄스트링, 복부 근육을 사용하여 골반의 중립을 유지한다.
3. 흉곽이 들리지 않게 복부 연결을 유지하며 몸통을 안정화한다.
4. 손목이 무너지지 않도록 가능한 한 손목을 길게 유지한다.

31

ARMS SIDEWAYS

- **운동 목표**: Standing 자세에서 팔을 외전하여 몸통 뒤쪽으로 Spring을 당기는 동작을 반복하는 동안 몸통과 골반의 안정성을 유지하고, 코어와 하체를 강화한다.
- **목표 근육**: 후면삼각근, 승모근, 능형근

- **시작 자세**: Standing / Neutral
  * 수직 Sliding bar에 Arm spring을 건다(수직 Sliding bar는 어깨높이).
  수직 Sliding bar를 바라보고 선 자세를 유지한다.
  하지: 두 다리는 골반 넓이만큼 벌리고 선다.
  상지: 견갑골을 안정화를 유지하며, 양손으로 핸들을 잡고 두 팔을 양옆으로 곧게 뻗는다. 두 팔은 어깨보다 약간 아래, 몸통의 살짝 앞쪽에 유지하며 손바닥은 뒤쪽을 바라본다.

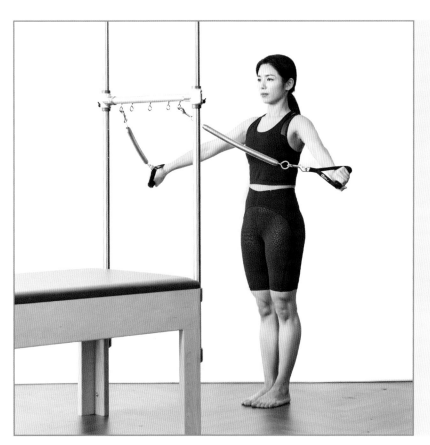

1

Inhale: 시작 자세를 유지한다.

172

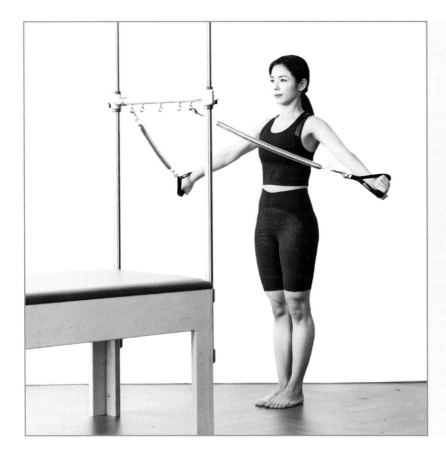

Exhale: 팔의 높이를 일정하게
유지하며 몸통 뒤쪽으로 당긴다.

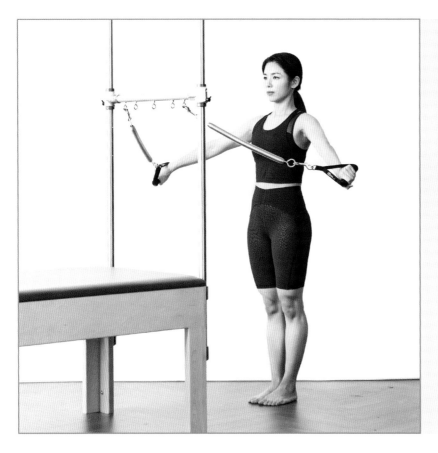

Inhale: Spring의 긴장도를 일정
하게 조절하며 천천히 시작 자세
로 돌아간다.

1. 손바닥이 앞쪽을 향하게 하여 동작하기

2. 손바닥이 바닥을 향하게 하여 동작하기

3. Rotational disk 위에 서서 동작하기
   하체 균형을 잡기 어려워져 난이도가 높아진다.

4. 베드에 무릎 꿇고 동작하기
   고관절 안정화에 중점을 둔다.

1. 동작을 수행하는 동안 견갑골이 안정화된 상태를 유지하며, 팔꿈치가 과신전되지 않게 주의한다.

2. 대둔근, 햄스트링, 복부 근육을 사용하여 골반의 중립을 유지한다.

3. 흉곽이 들리지 않게 복부 연결을 유지하며 몸통을 안정화한다.

4. 손목이 무너지지 않도록 가능한 한 손목을 길게 유지한다.

32

BICEPS CURLS

● **운동 목표**: Standing 자세에서 팔꿈치의 굴곡, 신전 움직임을 반복하는 동안 몸통과 골반의 안정성을 유지하고 코어와 하체를 강화할 수 있다.

● **목표 근육**: 하부 승모근, 광배근, 상완이두근

● **시작 자세**: Standing / Neutral

  *Arm spring을 upright 바닥쪽에 건다(수직 Sliding bar는 어깨높이).

수직 Sliding bar를 마주 보고 선 자세를 유지한다.

하지: 두 다리는 골반 넓이만큼 벌리고 선다.

상지: 손바닥이 앞쪽을 향하도록 양손으로 핸들을 잡고 팔꿈치는 몸통 옆쪽에 붙이며 팔은 자연스럽게 내려놓는다.

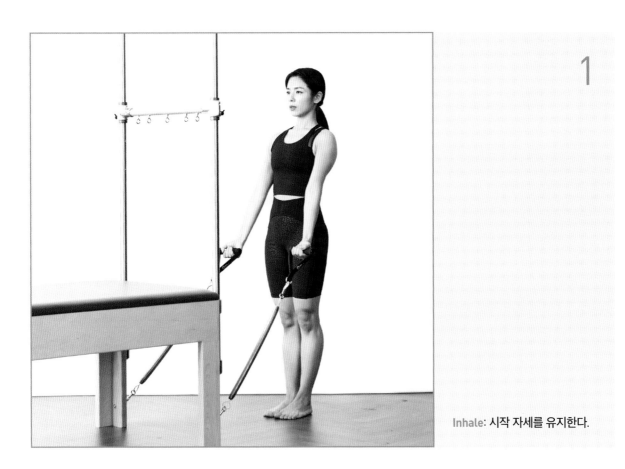

1

Inhale: 시작 자세를 유지한다.

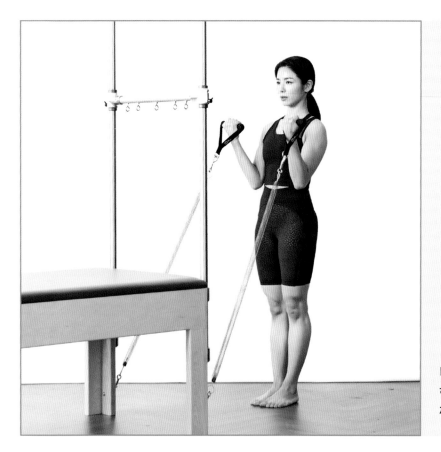

Exhale: 상완골의 위치를 유지
하며 팔꿈치를 굴곡하여 손이 어
깨 앞쪽으로 오게한다.

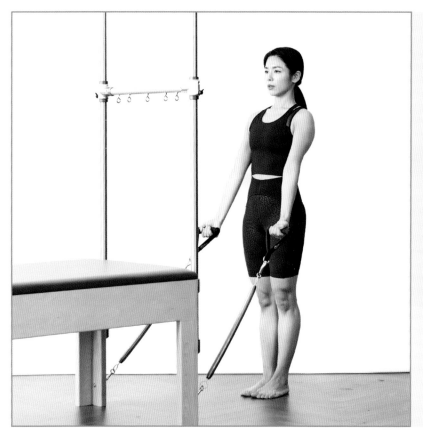

Inhale: 상완골의 위치를 유지
하며 팔꿈치를 신전하여 천천히
시작 자세로 돌아간다.

● 변형 동작

1. 손바닥이 바닥을 향하게 하여 동작하기

2. 손바닥이 서로 마주보게 하여 동작하기

3. 전완 회내 동작 추가하기
   손바닥이 천장을 향하도록 핸들을 잡고 시작하여 팔꿈치를 굴곡할 때 손바닥을 뒤집어 바닥을 향하고 팔꿈치를 펴서 돌아올 때 다시 손바닥이 천장을 바라볼 수 있도록 한다.

4. 전완 회외 동작 추가하기
   손바닥이 바닥을 바라보도록 핸들을 잡고 시작하여 팔꿈치를 굴곡할 때 손바닥을 뒤집어 천장을 바라보게 하고, 다시 팔꿈치를 펴서 시작 자세로 돌아갈 때 손바닥이 바닥을 향하도록 되돌린다.

5. Rotational disk 위에 서서 동작하기
   하체 균형을 잡기 어려워져 난이도가 높아진다.

6. 양팔 번갈아가며 동작하기
   변형 동작 1, 2번과 함께 적용할 수 있다.

7. 한쪽 팔은 Curl up, 반대쪽 팔은 Press back
   한쪽 팔의 팔꿈치를 접어 올릴 때 반대쪽 팔은 회내하여 몸통 뒤로 뻗어낸다. 양쪽 팔의 비대칭적인 움직임으로 몸통의 안정화를 유지하기 어려워진다.

● 주의 사항

1. 동작을 수행하는 동안 견갑골이 안정화된 상태를 유지한다.

2. 대둔근, 햄스트링, 복부 근육을 사용하여 골반의 중립을 유지한디.

3. 흉곽이 들리지 않도록 복부 연결을 유지하며 몸통을 안정화한다.

4. 손목이 무너지지 않도록 가능한 한 손목을 길게 유지한다.

5. 몸통이 회전되지 않도록 주의한다.

33 TRICEPS PRESS

반복 횟수
10회

● **운동 목표**: 몸통과 골반의 안정성을 유
  지하고 코어와 하체를 강화시킬수 있
  다.
● **목표 근육**: 하부 승모근, 광배근, 상완삼
  두근

● **시작 자세**: Standing / Neutral
  * 수직 Sliding bar에 Arm spring을 건다(수직 Sliding bar는 어깨높이).
  수직 Sliding bar를 바라보고 선 자세를 유지한다.
  하지: 두 다리는 골반 넓이만큼 벌리고 선다.
  상지: 손바닥이 바닥을 향하도록 양손으로 핸들을 잡고 팔꿈치를 90도로 접어 몸통 옆
  쪽에 붙인다.

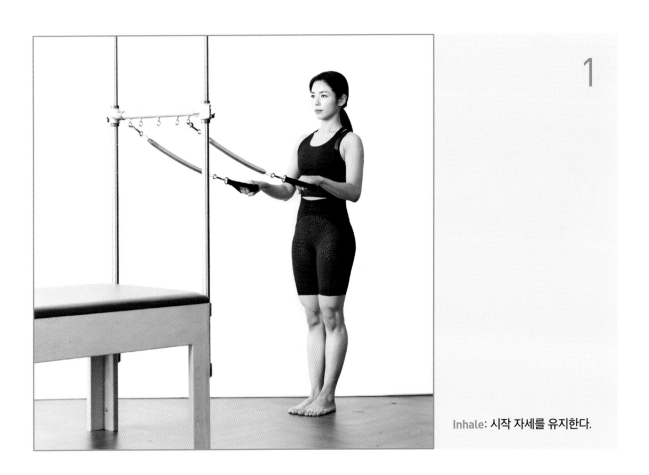

1

Inhale: 시작 자세를 유지한다.

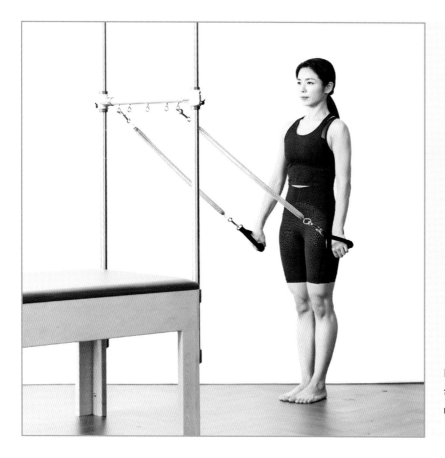

Exhale: 상완골의 위치를 유지
하며, 팔꿈치를 펴서 양손을 골
반 옆에 위치한다.

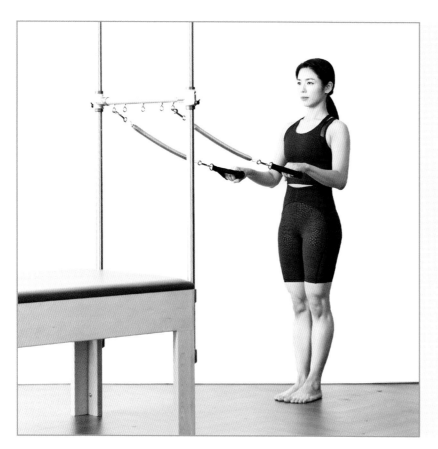

Inhale: 상완골의 위치를 유지
하며, 팔꿈치만 굴곡하여 천천히
시작 자세로 돌아간다.

1. 손바닥이 천장을 향하게 하여 동작하기
2. 손바닥이 서로 마주 보게 하여 동작하기
3. Rotational disk 위에 서서 동작하기
   하체 균형을 잡기 어려워져 난이도가 높아진다.
4. 양팔 번갈아가며 동작하기
5. 베드에 무릎 꿇고 동작하기
   고관절 안정화에 중점을 둔다.

1. 동작을 수행하는 동안 견갑골이 안정화된 상태를 유지하며 상완으로 몸통 옆면을 압박하지 않도록 주의한다.
2. 대둔근, 햄스트링, 복부 근육을 사용하여 골반의 중립을 유지한다.
3. 흉곽이 들리지 않게 복부 연결을 유지하며 몸통을 안정화한다.
4. 손목이 무너지지 않도록 가능한 한 손목을 길게 유지한다.

34. SIDE ARM WORK
Internal Rotation

반복 횟수
각 **5~10**회

- **운동 목표**: Side-standing 자세에서 어깨 관절의 내회전 근육을 강화하며, 어깨의 회전 움직임 동안 몸통과 골반의 안정성을 유지하며 하체를 강화할 수 있다.
- **목표 근육**: 대둔근, 햄스트링, 고관절 외전근·내전근, 견갑골 안정화 근육, 견갑하근

- **시작 자세**: Side-standing / Neutral
  * 수직 Sliding bar에 Arm spring을 건다(수직 Sliding bar는 팔꿈치 높이).
  수직 Sliding bar에 측면을 바라보고 선 자세를 유지한다.
  하지: 두 다리는 골반 넓이만큼 벌리고 선다.
  상지: Cadillac과 가까운 쪽 팔로 핸들을 잡고, 팔꿈치를 90도로 접어 몸통 옆에 붙이며, 손등이 Cadillac을 향한다. 반대쪽 손은 허벅지 옆에 내려놓는다.

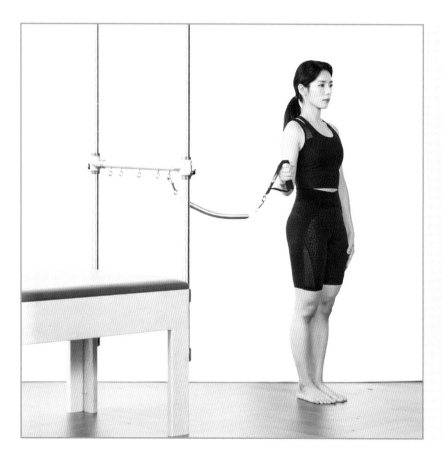

1

Inhale: 시작 자세를 유지한다.

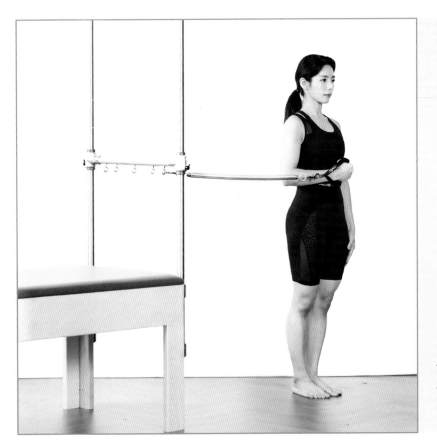

Exhale: 상완골의 위치를 고정
한 상태에서 몸통을 향해 Spring
을 당겨 어깨 관절을 내회전한
다.

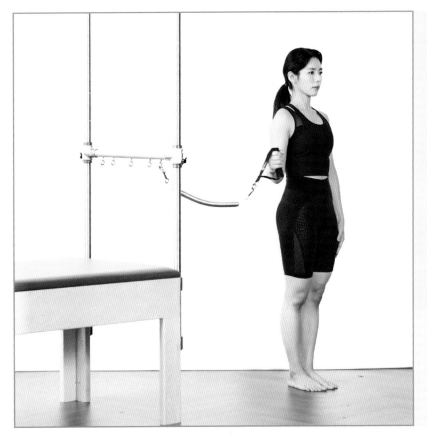

Inhale: 상완골의 위치를 유지
하며 Spring의 긴장도를 일정하
게 조절하여 시작 자세로 돌아간
다.

1. **손바닥이 천장을 향하게 하여 동작하기**

2. **손바닥이 바닥을 향하게 하여 동작하기**

3. Rotational disk 위에 서서 **동작하기**
   하체 균형을 잡기 어려워져 난이도가 높아진다.

4. **베드에 무릎 꿇고 동작하기**
   고관절 안정화에 중점을 둔다.

5. **몸통 회전 추가하기**
   골반은 정면을 바라보도록 고정하고, Spring을 당겨낼 때 몸통을 함께 회전한다.

1. 동작을 수행하는 동안 견갑골이 안정화된 상태를 유지한다.

2. 대둔근, 햄스트링, 복부 근육을 사용하여 골반의 중립을 유지한다.

3. 흉곽이 들리지 않게 복부 연결을 유지하며 **몸통을 안정화**한다.

4. 손목이 무너지지 않도록 가능한 한 손목을 길게 유지한다. 몸통이 회전되지 않도록 주의한다.

34-② SIDE ARM WORK
External Rotation

반복 횟수
각 **5~10**회

- **운동 목표**: Side-standing 자세에서 어깨 관절의 외회전 근육을 강화하기 위한 동작으로 몸통과 골반의 안정성을 유지하고 코어와 하체를 강화한다.
- **목표 근육**: 고관절 외전근·내전근, 견갑골 안정화 근육, 소원근, 극하근

- **시작 자세**: Side-standing / Neutral

  * 수직 Sliding bar에 Arm spring을 건다(수직 Sliding bar는 팔꿈치 높이).

  수직 Sliding bar에 측면을 바라보고 선 자세를 유지한다(①Internal rotation보다 Cadillac에 가까이 선다).

  하지: 두 다리는 골반 넓이만큼 벌리고 선다.

  상지: 바깥쪽 팔의 손바닥이 안쪽을 향하도록 핸들을 잡고 팔꿈치를 90도로 접어 몸통 옆에 두며 전완은 몸통을 가로지른다. 반대쪽 손은 허벅지 옆에 내려놓는다.

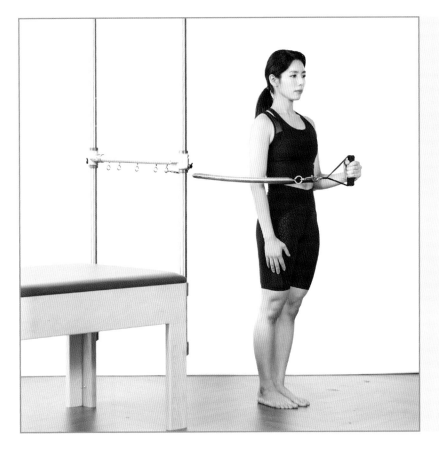

1

Inhale: 시작 자세를 유지한다.

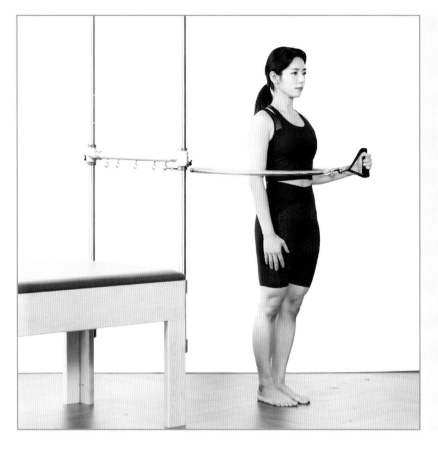

Exhale: 상완골의 위치를 고정한 상태에서 손이 몸통에서 멀어지도록 Spring을 당겨 어깨 관절을 외회전한다.

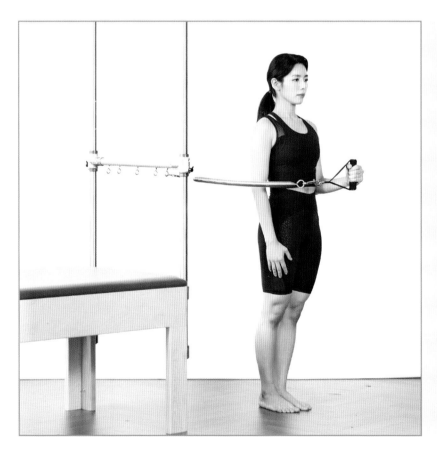

Inhale: 상완골의 위치를 유지하며 Spring의 긴장도를 일정하게 조절하여 시작 자세로 돌아간다.

● 변형 동작

1. **손바닥이 천장을 향하게 하여 동작하기**

2. **손바닥이 바닥을 향하게 하여 동작하기**

3. **Rotational disk 위에 서서 동작하기**
   하체 균형을 잡기 어려워져 난이도가 높아진다.

4. **베드에 무릎 꿇고 동작하기**
   고관절을 안정화하는 데 집중할 수 있다.

5. **몸통 회전 추가하기**
   골반은 정면을 바라보도록 고정하고, Spring을 당겨낼 때 몸통을 함께 회전한다.

● 주의 사항

1. 동작을 수행하는 동안 견갑골이 안정화된 상태를 유지한다.

2. 대둔근, 햄스트링, 복부 근육을 사용하여 골반의 중립을 유지한다.

3. 흉곽이 들리지 않게 복부 연결을 유지하며 몸통을 안정화한다.

4. 손목이 무너지지 않도록 가능한 한 손목을 길게 유지한다.

34-③

SIDE ARM WORK
Adduction

반복 횟수 각 5~10 회

● **운동 목표**: Side-standing 자세에서 어깨 관절의 내전 근육을 강화하기 위한 동작으로 몸통과 골반의 안정성을 유지하고 코어와 하체를 강화한다.

● **목표 근육**: 견갑골 안정화 근육, 광배근, 대흉근

● **시작 자세**: Side-standing / Neutral

＊ 수직 Sliding bar에 Arm spring을 건다(수직 Sliding bar는 팔꿈치 높이).

수직 Sliding bar에 측면을 바라보고 선 자세를 유지한다.

하지: 두 다리는 골반 넓이만큼 벌리고 선다.

상지: Cadillac과 가까운 팔의 손바닥이 안쪽을 향하도록 핸들을 잡고 팔꿈치를 구부려 어깨 아래 높이까지 외전한다. 반대쪽 손은 허벅지 옆에 내려놓는다.

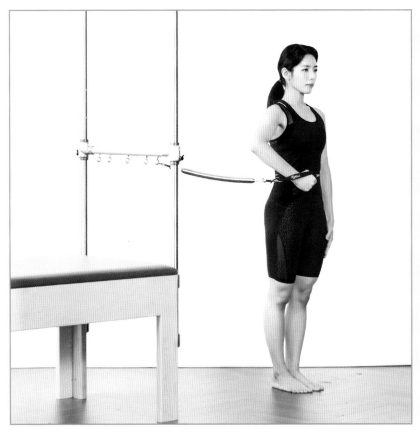

1

Inhale: 시작 자세를 유지한다.

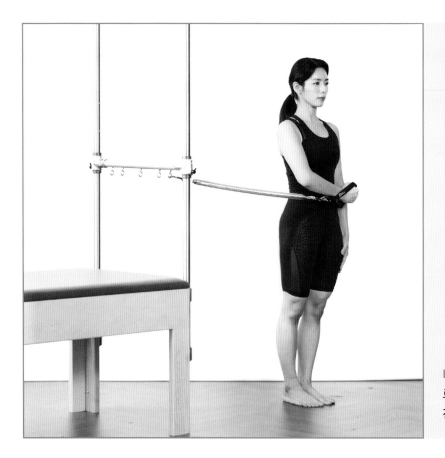

2

Exhale: 손이 몸통 앞을 가로지
르며 Spring을 눌러 상완골을 내
전한다.

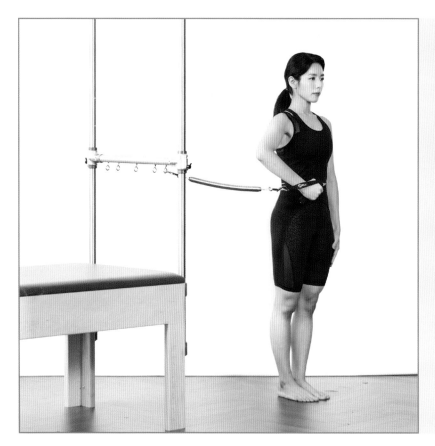

3

Inhale: Spring의 긴장도를 일정
하게 조절하며 시작 자세로 돌아
간다.

1. 손바닥이 천장을 향하게 하여 동작하기
2. 손바닥이 바닥을 향하게 하여 동작하기
3. Rotational disk 위에 서서 동작하기
   하체 균형을 잡기 어려워져 난이도가 높아진다.
4. 베드에 무릎 꿇고 동작하기
   고관절을 안정화하는 데 집중할 수 있다.
5. 몸통 회전 추가하기
   골반은 정면을 바라보도록 고정하고, Spring을 당겨낼 때 몸통을 함께 회전한다.

1. 동작을 수행하는 동안 견갑골의 안정화를 유지하며 어깨나 손목의 보상 작용이 일어나지 않게 주의한다.
2. 대둔근, 햄스트링, 복부 근육을 사용하여 골반의 중립을 유지한다.
3. 흉곽이 들리지 않게 복부 연결을 유지하며 몸통을 안정화한다.
4. 손목이 무너지지 않도록 가능한 한 손목을 길게 유지한다.
5. 몸통이 회전되지 않도록 주의한다.

34-④ SIDE ARM WORK
Abduction

● **운동 목표**: Side-standing 자세에서 어깨 관절의 외전 근육을 강화하기 위한 동작으로 몸통과 골반의 안정성을 유지하고 코어와 하체를 강화한다.

● **목표 근육**: 견갑골 안정화 근육, 삼각근, 극상근

● **시작 자세**: Side-standing / Neutral

*수직 Sliding bar에 Arm spring을 건다(수직 Sliding bar는 팔꿈치 높이).

수직 Sliding bar에 측면을 바라보고 선 자세를 유지한다(③Adduction보다 Cadillac에 가까이 선다).

하지: 두 다리는 골반 넓이만큼 벌리고 선다.

상지: 바깥쪽 팔의 손바닥이 몸통을 바라보게 하여 핸들을 잡고 팔꿈치를 90도로 접어 전완을 몸통 앞에 가로로 둔다. 반대쪽 손은 허벅지 옆에 내려놓는다.

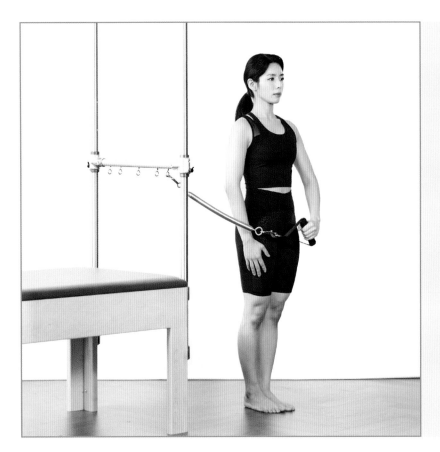

1

Inhale: 시작 자세를 유지한다.

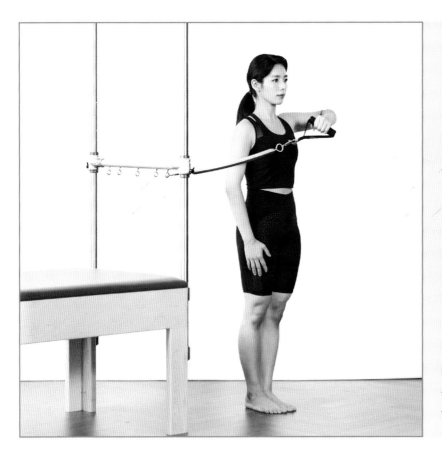

2

Exhale: Spring을 당겨 전완을
몸통 위쪽으로 올리며 어깨 관절
을 외전한다.

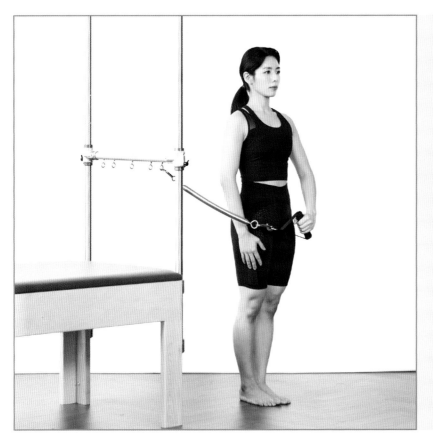

3

Inhale: Spring의 긴장도를 일정
하게 조절하며 천천히 시작 자세
로 돌아간다.

1. 손바닥이 천장을 향하게 하여 동작하기

2. 손바닥이 바닥을 향하게 하여 동작하기

3. Rotational disk 위에 서서 동작하기
   하체 균형을 잡기 어려워져 난이도가 높아진다.

4. 베드에 무릎 꿇고 동작하기
   고관절을 안정화하는 데 집중할 수 있다.

5. 몸통 회전 추가하기
   골반은 정면을 바라보도록 고정하고, Spring을 당겨낼 때 몸통을 함께 회전한다.

● 주의 사항

1. 동작을 수행하는 동안 견갑골이 안정화된 상태를 유지한다.

2. 대둔근, 햄스트링, 복부 근육을 사용하여 골반의 중립을 유지한다.

3. 흉곽이 들리지 않게 복부 연결을 유지하며 몸통을 안정화한다.

4. 손목이 무너지지 않도록 가능한 한 손목을 길게 유지한다.

5. 몸통이 회전되지 않도록 주의한다.

35. -①

SNOW ANGELS
Two Arms

반복 횟수
각 5~10 회

● **운동 목표**: Standing 자세에서 양팔의 내전 근육을 강화하며 몸통과 골반의 안정성을 유지하고, 상체와 하체 근육을 함께 강화할 수 있다.

● **목표 근육**: 견갑골 안정화 근육, 하부 승모근, 광배근, 대흉근

● **시작 자세**: Standing / Neutral

  ＊ Arm spring을 Upright 꼭대기에 건다.

  수직 Sliding bar를 바라보며 Cadillac과 최대한 가깝게 선 자세를 유지한다.

  하지: 두 다리를 골반 넓이만큼 벌리고 선다.

  상지: 손바닥이 바닥쪽을 향하도록 양손으로 핸들을 잡고 양옆으로 곧게 뻗는다.

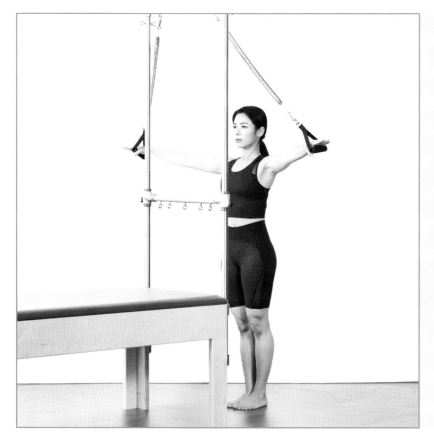

1

Inhale: 시작 자세를 유지한다.

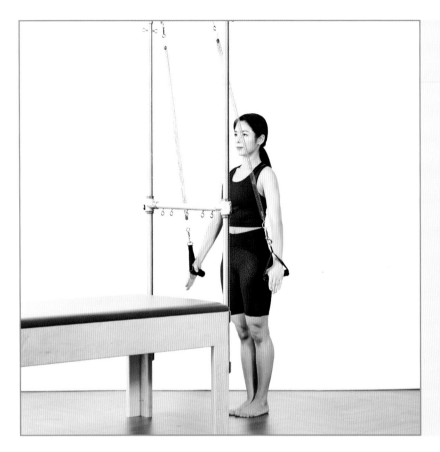

Exhale: Spring을 아래로 누르며 손을 골반 옆쪽으로 끌어내린다.

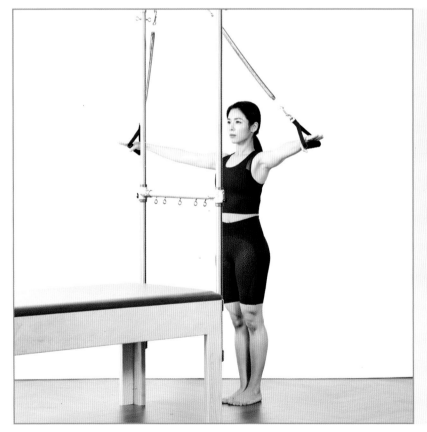

Inhale: Spring의 긴장도를 일정하게 조절하며 시작 자세로 돌아간다.

1. **Cadillac을 등지고 서서 동작히기**

   손이 어깨보다 약간 앞쪽에 위치하도록 시작 자세를 잡는다. 복부의 연결을 더 강하게 유지해야 한다.

2. **Rotational disk 위에 서서 동작하기**

   하체 균형을 잡기 어려워져 난이도가 높아진다.

3. **바닥에 무릎 꿇고 동작하기**

   무릎 아래에 패드를 받쳐주어야 한다. 신장이 큰 경우 가동 범위를 확보하기에 용이하다.

1. 동작을 수행하는 동안 견갑골이 안정화된 상태를 유지한다.

2. 대둔근, 햄스트링, 복부 근육을 사용하여 골반의 중립을 유지한다.

3. 흉곽이 들리지 않게 복부 연결을 유지하며 몸통을 안정화한다.

4. 손목이 무너지지 않도록 가능한 한 손목을 길게 유지한다.

35.②

SNOW ANGELS
One Arms

- **운동 목표**: Standing 자세에서 한쪽 팔의 내전 근육을 강화하기 위한 동작으로 몸통과 골반의 안정성을 유지하고 코어와 상·하체를 함께 강화한다.
- **목표 근육**: 견갑골 안정화 근육, 하부 승모근, 광배근, 대흉근

- **시작 자세**: Side-standing / Neutral
  * Arm spring을 Upright 꼭대기에 건다.
  수직 Sliding bar에 측면을 바라보고, 한 팔의 길이만큼 Cadillac에서 떨어져 선 자세를 유지한다.
  하지: 두 다리를 골반 넓이만큼 벌리고 선다.
  상지: Cadillac과 가까운 손의 손바닥이 바닥쪽을 향하게 하여 핸들을 잡고 어깨높이 살짝 아래까지 외전한다. 반대쪽 손은 허벅지 옆에 내려놓는다.

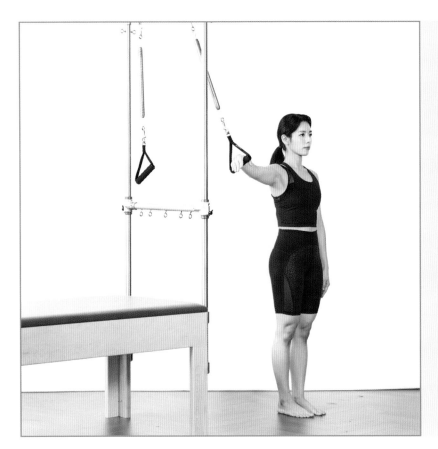

1

Inhale: 시작 자세를 유지한다.

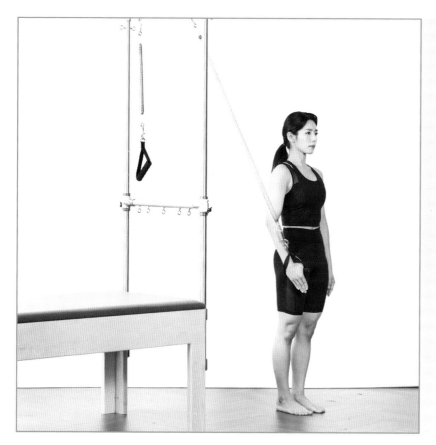

Exhale: 핸들을 아래로 누르며 손을 골반 옆쪽으로 끌어내려 내전한다.

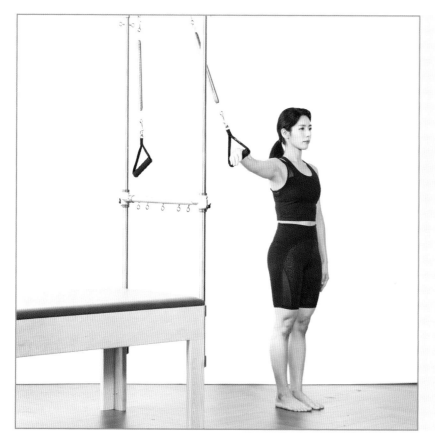

Inhale: Spring의 긴장도를 일정하게 조절하며 시작 자세로 돌아간다.

1. **Rotational disk 위에 서서 동작하기**
   하체 균형을 잡기 어려워져 난이도가 높아진다.

2. **바닥에 무릎 꿇고 동작하기**
   무릎 아래에 패드를 받쳐주어야 한다. 신장이 큰 경우 가동 범위를 확보하기에 용이하다.

1. 동작을 수행하는 동안 견갑골을 안정화하여 유지한다.
2. 대둔근, 햄스트링, 복부 근육을 사용하여 골반의 중립을 유지한다.
3. 흉곽이 들리지 않도록 복부 연결을 유지하며 몸통을 안정화한다.
4. 손목이 무너지지 않도록 가능한 한 손목을 길게 유지한다.
5. 고관절 외전근·내전근의 균형을 맞추며 골반의 수평 정렬을 유지한다.

36 FORWARD PUSH-THRU

반복 횟수
5~10회

- **운동 목표**: Standing 자세에서 양쪽 팔로 Spring을 늘리는 동안 몸통과 골반의 안정성을 이끌어낼 수 있다.
- **목표 근육**: 견갑골 안정화 근육, 광배근, 대원근

- **시작 자세**: Standing / Neutral
  * Arm spring을 Upright 꼭대기에 건다.
  수직 Sliding bar를 등지고 Cadillac에 최대한 가까이 선다.
  하지: 두 다리를 골반 넓이만큼 벌리고 선다.
  상지: 양손으로 손바닥이 바닥쪽을 향하도록 핸들을 잡고 팔을 앞쪽 방향으로 곧게 뻗는다.

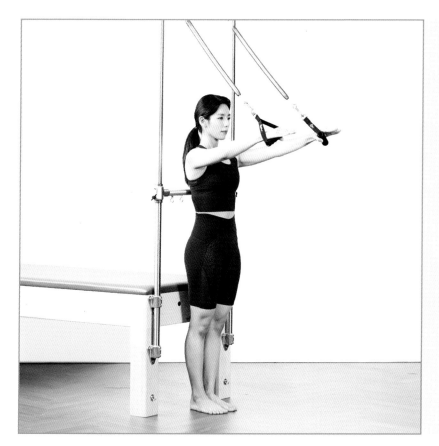

1

Inhale: 시작 자세를 유지한다.

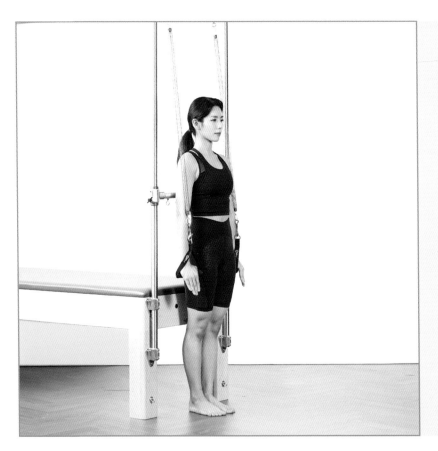

Exhale: 핸들을 아래로 누르며
손을 골반 옆쪽까지 끌어내린다.

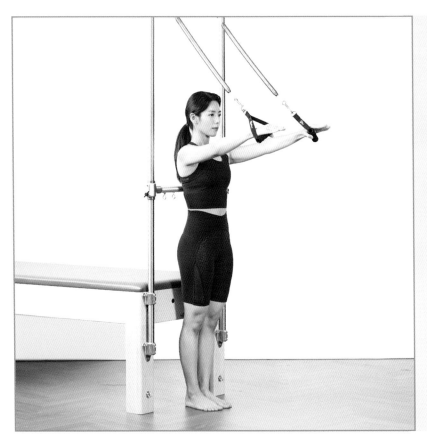

Inhale: Spring의 긴장도를 일정
하게 조절하며 시작 자세로 돌아
간다.

1. Rotational disk 위에 서서 동작하기
   하체 균형을 잡기 어려워져 난이도가 높아진다.

2. Arm circle 동작 추가하기
   Spring을 당겨 손이 엉덩이 옆까지 온 후 양팔을 옆으로 벌려 외전한다. 이어 다시 손이 정면을 향하도록 양팔을 수평 내전하여 돌아간다(역방향으로 이어서 반복).

3. Cadillac을 바라보고 서서 동작하기
   척추기립근의 사용이 강조된다.

4. Lunge 자세로 동작하기
   한쪽 발을 몸통 앞으로 보내 무릎을 굽히고 체중을 지지한다. 정수리부터 뒤쪽 발의 뒤꿈치까지 사선 일직선의 형태로 시작 자세를 준비한다.

1. 동작을 수행하는 동안 견갑골을 안정화하여 유지한다.

2. 대둔근, 햄스트링, 복부 근육을 사용하여 골반의 중립을 유지한다.

3. 흉곽이 들리지 않게 복부 연결을 유지하며 몸통을 안정화한다.

4. 손목이 무너지지 않도록 가능한 한 손목을 길게 유지한다.

5. 고관절 외전근·내전근의 균형을 맞추며 골반의 수평 정렬을 유지한다.

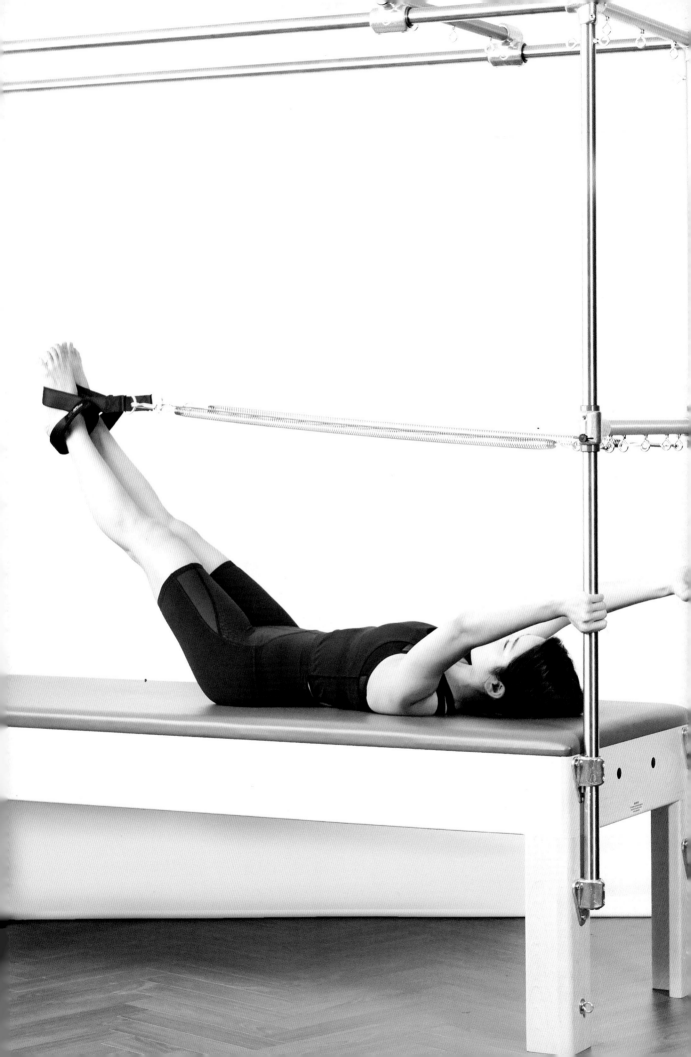

9

LEG SPRINGS

---

37. -① BEND & STRETCH
Parallel

● **운동 목표**: 무릎과 고관절이 함께 굴곡과 신전을 반복하는 동안 몸통의 안정성을 유지하며 하체를 강화할 수 있다.

● **목표 근육**: 내전근, 고관절 신전근, 대퇴사두근(내측광근, 외측광근)

● **시작 자세**: Supine / Neutral

＊Sliding bar의 높이는 앉았을 때 어깨높이에 맞춘다.
머리가 수직 Sliding bar를 향하도록 눕는다.

하지: 두 다리를 모아 양발에 Strap을 끼우고 발목은 Dorsi flexion한다. 발이 무릎보다 약간 높게 위치해야 한다.

상지: 팔꿈치가 어깨보다 약간 높은 위치에서 양손으로 Upright bar를 잡아 어깨를 끌어내리며 견갑골을 안정화한다.

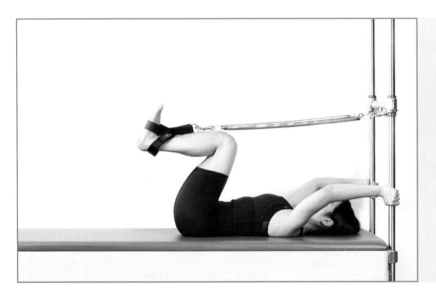

1

Inhale: 시작 자세를 유지한다.

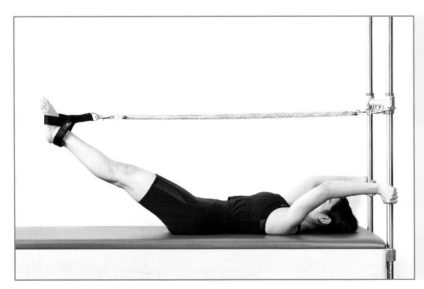

2

Exhale: 척추를 바닥에 지그시 누르며(imprint), 두 다리를 나란히 붙여 뻗고 발목은 Plantar flexion한다. 이때 다리의 높이는 골반의 Imprint 상태를 유지할 수 있는 만큼 낮게 뻗는다.

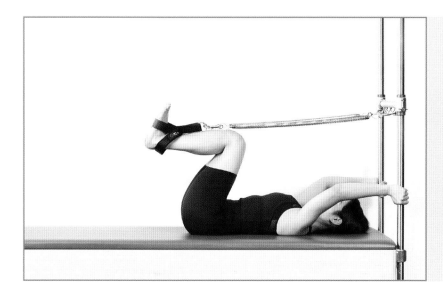

3

Inhale: 골반의 Neutral 상태를 유지하며 무릎을 접고 발목은 Dorsi flexion하여 시작 자세로 돌아간다.

● 변형 동작

발목의 Dorsi flexion 상태 유지하며 동작 하기

● 주의 사항

1. 골반과 고관절의 움직임을 분리하며 무릎을 접을 때 골반의 Neutral 상태를 유지한다.
2. 몸의 중심선을 따라 두 다리를 동시에 평행하게 유지할 수 있어야 한다.
3. Upright bar를 잡은 손으로 Bar를 밀고 당기는 힘을 사용하여 몸통과 견갑골의 안정화를 이끌어낸다.
4. 다리를 펼 때 무릎이 과신전되지 않도록 주의한다.

37.-②

BEND & STRETCH
Laterally Rotated

- **운동 목표**: 고관절을 외회전하여 발뒤 꿈치를 붙인 상태에서 고관절과 무릎을 굴곡, 신전하며 하지의 움직임을 반복 하는 동안 고관절 외회전 근육을 강화 하며 몸통과 골반의 안정성을 이끌어낼 수 있다.
- **목표 근육**: 고관절 신전근, 내전근, 외회 전근, 대퇴사두근(내측광근, 외측광근)

- **시작 자세**: Supine / Neutral
  *Sliding bar의 높이는 앉았을 때 어깨높이에 맞춘다.
  머리가 수직 Sliding bar를 향하도록 눕는다.
  하지: 양발에 Strap을 끼우고 고관절을 외회전하여 두 발의 뒤꿈치를 붙이며 V 모양을 유지한다. 무릎을 양옆으로 벌리며 90도로 접고 발목은 Dorsi flexion한다.
  상지: 팔꿈치가 어깨보다 약간 높은 위치에서 양손으로 Upright bar를 잡아 어깨를 끌 어내리며 견갑골을 안정화한다.

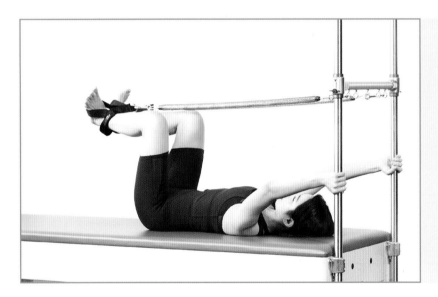

1

Inhale: 시작 자세를 유지한다.

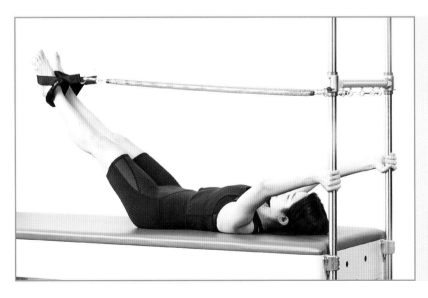

2

Exhale: 척추를 바닥에 지그시 누르며(imprint), 두 발의 V 모 양을 유지한 상태에서 무릎을 펴고 발목은 Plantar flexion한 다. 이때 다리의 높이는 골반의 Imprint 상태를 유지할 수 있는 만큼 낮게 뻗는다.

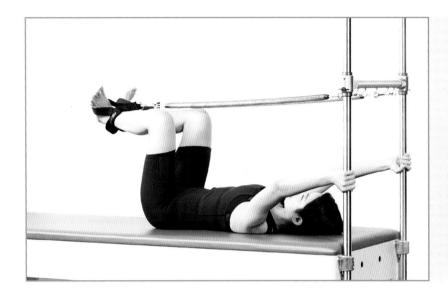

Inhale: 골반의 Neutral 상태를 유지하며 발뒤꿈치가 떨어지지 않도록 유지하며 무릎을 접고 발목은 Dorsi flexion하여 시작 자세로 돌아간다.

● 변형 동작

발목의 Dorsi flexion 상태 유지하며 동작하기

● 주의 사항

1. 골반과 고관절의 움직임을 분리하며 무릎을 접을 때 골반의 Neutral 상태를 유지한다.
2. 고관절에서 대퇴골의 외회전이 잘 일어나야 한다.
3. 몸의 중심선을 따라 두 다리를 일정한 속도와 범위로 움직인다.
4. Upright bar를 잡은 손으로 Bar를 밀고 당기는 힘을 사용하여 몸통과 견갑골의 안정화를 이끌어낸다.
5. 다리를 펼 때 무릎이 과신전되지 않도록 주의한다.

37.-③ BEND & STRETCH
Medially Rotated

- **운동 목표**: 고관절의 내회전 상태를 유지하며 고관절과 무릎을 굴곡, 신전하여 하지의 움직임을 반복하는 동안 고관절 내회전 근육을 강화하며 몸통과 골반의 안정성을 이끌어낼 수 있다.
- **목표 근육**: 고관절 신전근, 내회전근, 대퇴사두근, 내측광근, 외측광근

- **시작 자세**: Supine / Neutral
  * Sliding bar의 높이는 앉았을 때 어깨높이에 맞춘다.
  머리가 수직 Sliding bar를 향하도록 눕는다.
  하지: 양발에 Strap을 끼우고 고관절 내회전 상태로 무릎을 접으며 양 엄지발가락과 양 무릎이 각각 서로 맞닿는다. 발목은 Dorsi flexion을 유지한다.
  상지: 팔꿈치가 어깨보다 약간 높은 위치에서 양손으로 Upright bar를 잡아 어깨를 끌어내리며 견갑골을 안정화한다.

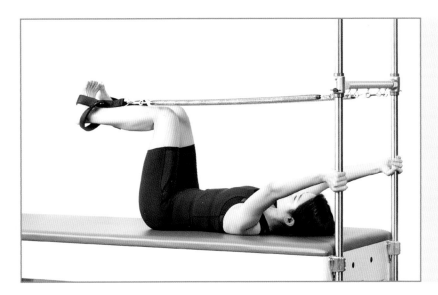

1

Inhale: 시작 자세를 유지한다.

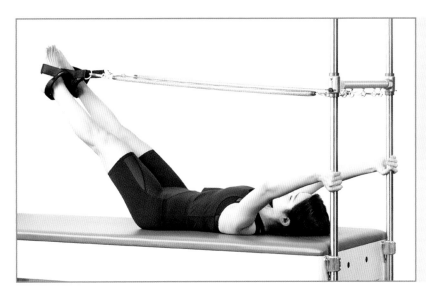

2

Exhale:척추를 바닥에 지그시 눌러(imprint), 두 발의 A 모양을 유지하며 무릎을 펴고 발목은 Dorsi flexion을 유지한다. 이때 다리의 높이는 골반의 Imprint 상태를 유지할 수 있는 만큼 낮게 뻗는다.

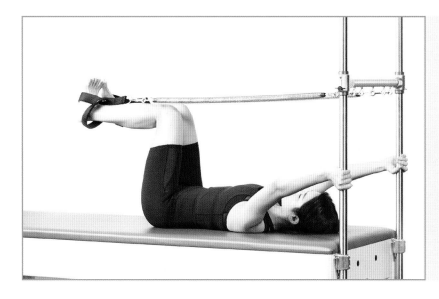

Inhale: 골반의 Neutral 상태를 유지하며 엄지발가락이 떨어지지 않도록 무릎을 접고 발목은 Dorsi flexion하여 시작 자세로 돌아간다.

● **주의 사항**

1. 골반과 고관절의 움직임을 분리하며 무릎을 접을 때 골반의 Neutral 상태를 유지한다.
2. 고관절에서 대퇴골의 내회전이 잘 일어나야 한다.
3. 몸의 중심선을 따라 양쪽 다리를 일정한 속도와 범위로 움직인다.
4. Upright bar를 잡은 손으로 Bar를 밀고 당기는 힘을 사용하여 몸통과 견갑골의 안정화를 이끌어낸다.
5. 다리를 펼 때 무릎이 과신전되지 않도록 주의한다.

38.-①

CIRCLES
Parallel

● **운동 목표**: 두 다리를 평행하게 뻗어 고관절로 원을 그리는 동안 몸통의 안정성을 바탕으로 고관절의 가동성을 증진시키며 하체 순환에 도움을 줄 수 있다.

● **목표 근육**: 고관절 신전근, 내전근, 외전근

● **시작 자세**: Supine / Imprint

  * Sliding bar의 높이는 앉았을 때 어깨높이에 맞춘다.

머리가 수직 Sliding bar를 향하도록 눕는다.

하지: 양발에 Strap을 걸고 두 다리는 평행하게 모아 척추의 Imprint 상태를 유지할 수 있는 만큼 낮게 사선 방향으로 뻗는다. 발목은 운동하는 동안 Plantar flexion을 유지한다.

상지: 팔꿈치가 어깨보다 약간 높은 위치에서 양손으로 Upright bar를 잡아 어깨를 끌어내리며 견갑골을 안정화한다.

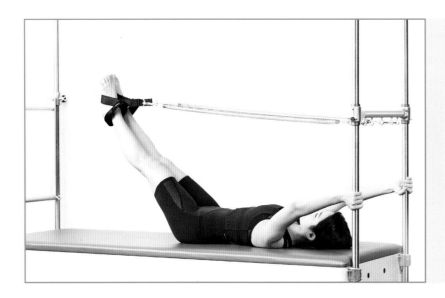

1

Exhale: 시작 자세를 유지한다.

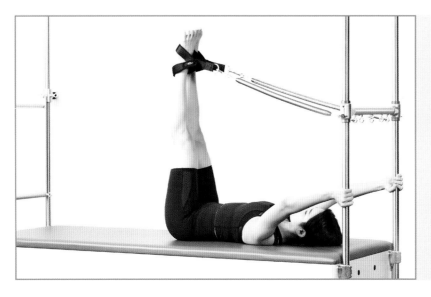

2

Inhale: 골반의 Neutral 자세를 유지하며 두 다리를 몸통 쪽으로 들어 올려 고관절을 굴곡하며 발 끝이 천장을 향한다.

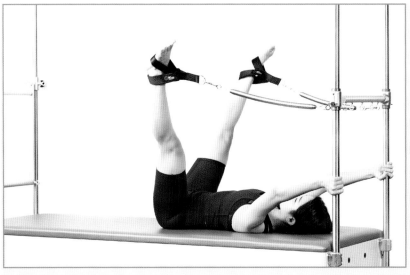

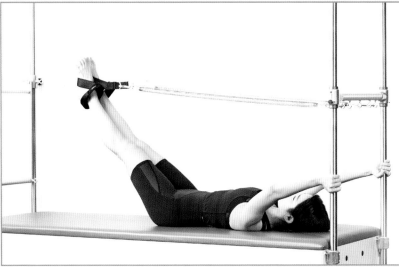

Exhale: 다리를 양옆으로 벌려 외전하고, 몸통에서 멀어지는 방향으로 원을 그려 내려가며 두 발이 만나는 동시에 척추를 Imprint하여 시작 자세로 돌아간다.

역방향

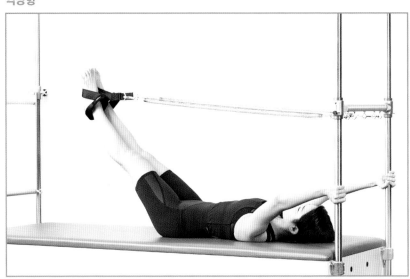

Exhale: 시작 자세를 유지한다.

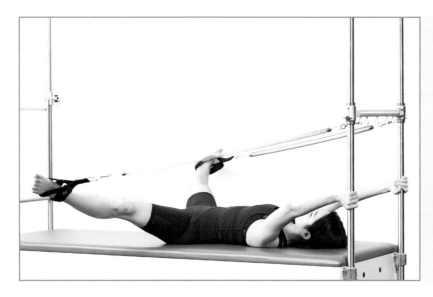

Inhale: 골반은 Neutral로 자세를 유지하며 다리를 양옆으로 벌려 외전하고 몸통 방향으로 고관절을 굴곡하여 발끝으로 원을 그려 올라온다.

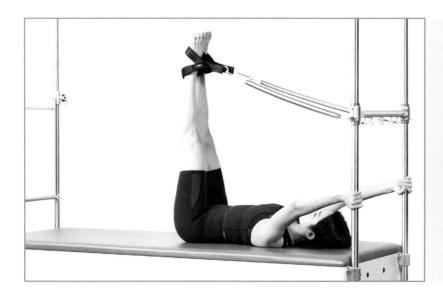

Inhale: 햄스트링이 늘어날 수 있는 만큼 원을 그리며 원의 가장 꼭대기 지점에서 두 다리를 내전한다.

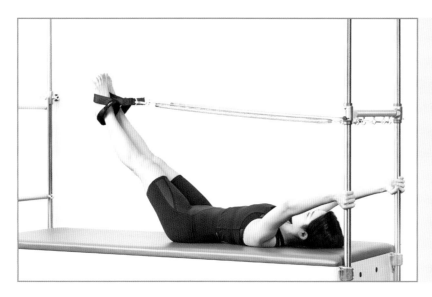

Exhale: 척추의 Imprint 상태를 유지할 수 있는 만큼 낮게 사선 방향으로 뻗으며 시작 자세로 돌아간다.

작고 빠르게 원 그리기
골반을 안정화하기 어려워 난이도가 높아
진다.

1. 골반과 고관절의 움직임을 분리하며 고관절을 굴곡할 때 골반의 Neutral 상태를 유지한다.

2. 고관절에서 대퇴골의 회전이 잘 일어나야 한다.

3. 몸의 중심선을 따라 두 다리를 일정한 속도와 범위로 움직인다.

4. Upright bar를 잡은 손으로 Bar를 밀고 당기는 힘을 사용하여 몸통과 견갑골의 안정화를 이끌어낸다.

5. 다리를 펼 때 무릎이 과신전되지 않도록 주의한다.

38.②

CIRCLES
Laterally Rotated

● **운동 목표**: 두 다리의 외회전 상태를 유지하며 고관절로 원을 그리는 동안 몸통의 안정성을 바탕으로 고관절의 가동성을 증진시키며 하체 순환에 도움을 줄 수 있다.

● **목표 근육**: 고관절 신전근, 외전근, 내전근, 외회전근, 외측 햄스트링(대퇴이두근)

● **시작 자세**: Supine / Imprint
  *Sliding bar의 높이는 앉았을 때 어깨높이에 맞춘다.
  머리가 수직 Sliding bar를 향하도록 눕는다.
  하지: 양발에 Strap을 걸고 고관절을 외회전하여 두 발의 뒤꿈치를 붙이며 V 모양을 유지한다. 척추의 Imprint 상태를 유지할 수 있는 만큼 낮게 사선 방향으로 뻗는다. 발목은 운동하는 동안 Plantar flexion을 유지한다.
  상지: 팔꿈치가 어깨보다 약간 높은 위치에서 양손으로 Upright bar를 잡아 어깨를 끌어내리며 견갑골을 안정화한다.

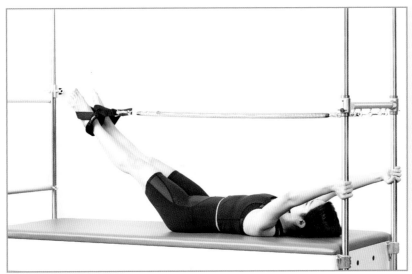

1

Exhale: 시작 자세를 유지한다.

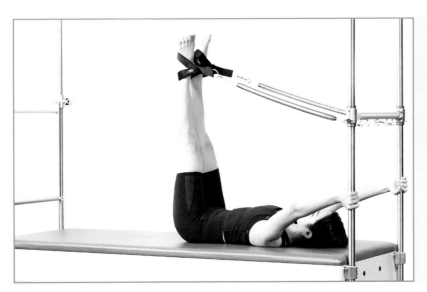

2

Inhale: 고관절의 외회전 상태를 유지하며, 두 다리를 몸통쪽으로 굴곡하며 발끝이 천장을 향한다.

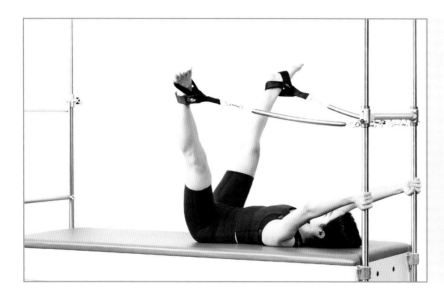

Exhale: 다리를 양옆으로 벌려 외전하고, 몸통에서 멀어지는 방향으로 원을 그려 내려간다.

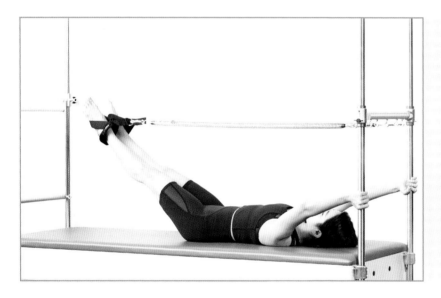

Inhale: 양발의 뒤꿈치가 만나는 동시에 척추를 Imprint하며 시작 자세로 돌아간다.

역방향

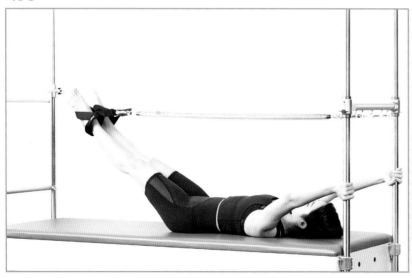

Exhale: 시작 자세를 유지한다.

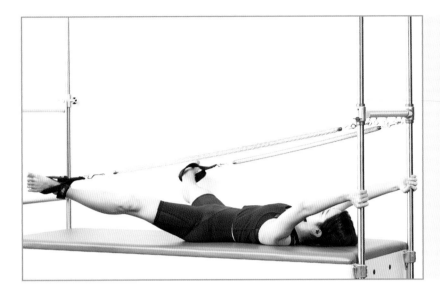

Inhale: 골반은 Neutral로 자세를 유지하며 고관절 외회전한 상태로 두 다리를 양옆으로 벌려 외전하고 몸통 방향으로 고관절을 굴곡하여 발끝으로 원을 그려 올라온다.

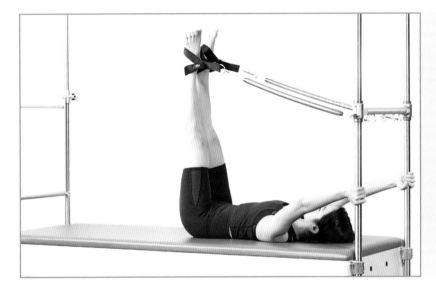

Inhale: 원의 가장 꼭대기 지점에서 두 다리를 내전한다.

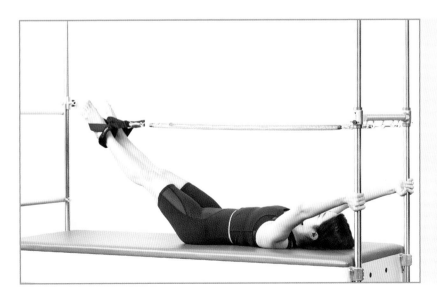

Exhale: 척추의 Imprint 상태를 유지할 수 있는 만큼 낮게 사선 방향으로 뻗으며 시작 자세로 돌아간다.

작고 빠르게 원 그리기
골반을 안정화하기 어려워 난이도가 높아
진다.

1. 골반과 고관절의 움직임을 분리하며 고관절을 굴곡할 때 골반의 Neutral 상태를 유지한다.
2. 고관절에서 대퇴골의 회전이 잘 일어나야 한다.
3. 몸의 중심선을 따라 두 다리를 일정한 속도와 범위로 움직인다.

38.-③ CIRCLES
Medially Rotated

● **운동 목표**: 두 다리의 내회전 상태를 유지하며 고관절로 원을 그리는 동안 몸통의 안정성을 바탕으로 고관절의 가동성을 증진시키며 하체 순환에 도움을 줄 수 있다.

● **목표 근육**: 고관절 신전근, 외전근, 내전근, 내회전근, 내측 햄스트링(반건양근, 반막양근)

● **시작 자세**: Supine / Imprint

＊Sliding bar의 높이는 앉았을 때 어깨높이에 맞춘다.

머리가 수직 Sliding bar를 향하도록 눕는다.

하지: 양발에 Strap을 걸고 고관절 내회전 상태로 엄지발가락을 서로 맞닿게 하며 A 모양을 유지한다. 척추의 Imprint 상태를 유지할 수 있는 만큼 낮게 사선 방향으로 뻗는다. 발목은 운동하는 동안 Dorsi flexion을 유지한다.

상지: 팔꿈치가 어깨보다 약간 높은 위치에서 양손으로 Upright bar를 잡아 어깨를 끌어내리며 견갑골을 안정화한다.

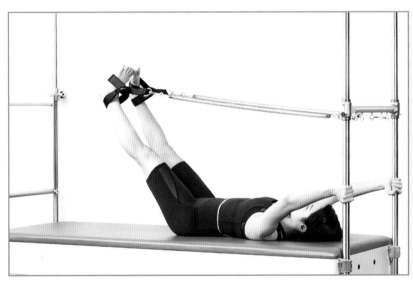

1

Exhale: 시작 자세를 유지한다.

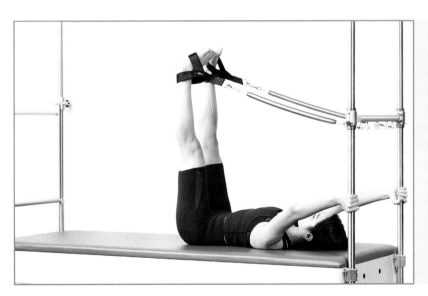

2

Inhale: 고관절의 내회전 상태를 유지하며, 두 다리를 몸통 쪽으로 가져오며 고관절을 90도 굴곡한다.

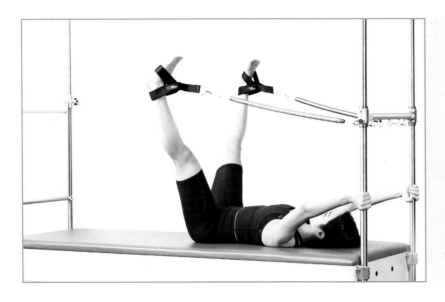

3

Exhale: 다리를 양옆으로 벌려 외전하고 몸통에서 멀어지는 방향으로 원을 그려 내려간다.

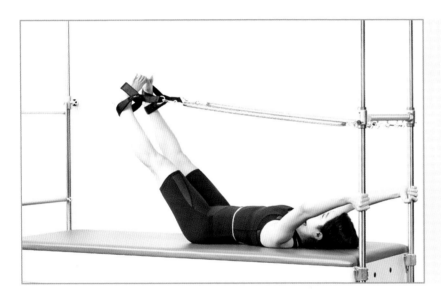

4

Inhale: 양발의 엄지발가락이 만나는 동시에 척추를 Imprint 하며 시작 자세로 돌아간다.

역방향

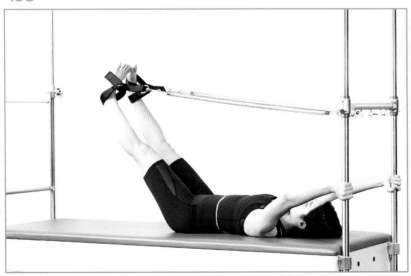

1

Exhale: 시작 자세를 유지한다.

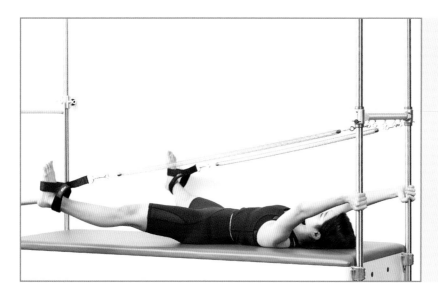

Inhale: 고관절 내회전한 상태를 유지하며 두 다리를 외전하고 몸통 방향으로 원을 그리며 올라온다.

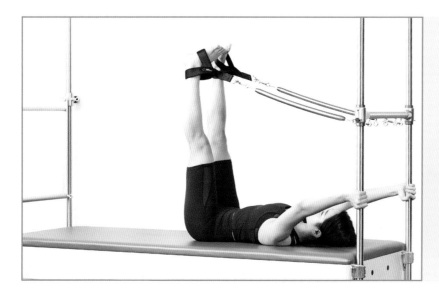

Inhale: 원의 가장 꼭대기에서 두 다리를 내전한다.

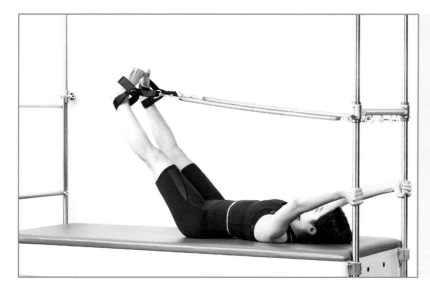

Exhale: 척추의 Imprint 상태를 유지할 수 있는 만큼 낮게 사선 방향으로 뻗으며 시작 자세로 돌아간다.

작고 빠르게 원 그리기

골반을 안정화하기 어려워 난이도가 높아
진다.

1. 골반과 고관절의 움직임을 분리하며 고관절을 굴곡할 때 골반의 Neutral 상태를 유
   지한다.

2. 고관절에서 대퇴골의 회전 움직임이 잘 일어나야 한다.

3. 몸의 중심선을 따라 양쪽 다리를 일정한 속도와 범위로 움직인다.

39 WALKING

- **운동 목표**: 일정한 호흡 패턴을 유지하며, 두 다리가 교차하는(고관절 굴곡과 신전) 비대칭적인 움직임을 반복하는 동안 골반과 몸통의 안정성을 유지할 수 있다.
- **목표 근육**: 고관절 신전근, 고관절 내전근, 견갑골 안정화 근육, 대둔근, 햄스트링

- **시작 자세**: Supine / Imprint
  * Sliding bar의 높이는 앉았을 때 어깨높이에 맞춘다.
  머리가 수직 Sliding bar를 향하도록 눕는다.
  하지: 두발에 Strap을 걸고 평행하게 뻗으며 발목은 Plantar flexion을 유지한다. 척추의 Imprint 상태를 유지할 수 있는 만큼 낮게 사선 방향으로 뻗는다.
  상지: 팔꿈치가 어깨보다 약간 높은 위치에서 양손으로 Upright bar를 잡아 어깨를 끌어내리며 견갑골을 안정화한다.

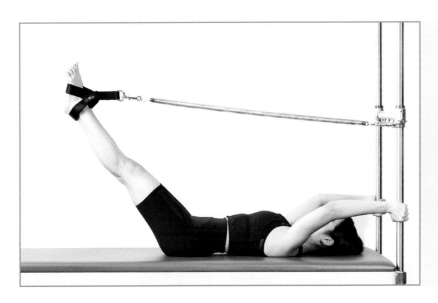

1

Exhale: 시작 자세를 유지한다.

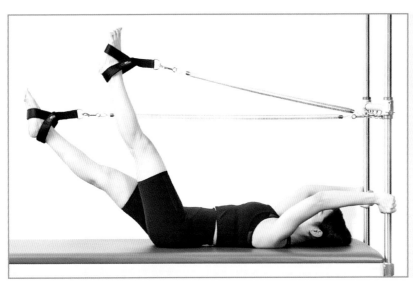

2

Inhale: 5카운트 동안, 두 다리를 평행하게 유지하고 물장구치듯 위아래로 교차하여 두 다리가 일정한 가동 범위를 유지하며 움직일 수 있도록 한다.

▶5카운트: 마시는 숨을 5번으로 나누어 마신다.

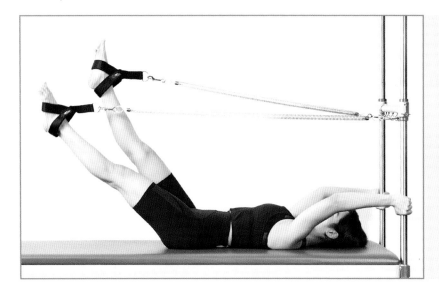

Exhale: 5카운트 동안, 두 다리를 평행하게 유지하고 물장구치듯 위아래로 교차하여 두 다리가 일정한 가동 범위를 유지하며 움직일 수 있도록 한다.

▶ 5카운트: 내쉬는 숨을 5번으로 나누어 내쉰다.

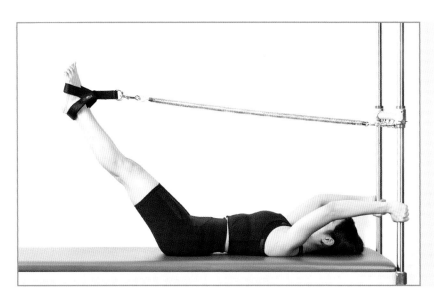

Inhale: 시작 자세로 돌아간다.

● 변형 동작

1. **두 다리를 외회전하여 동작하기**
   고관절 외회전근과 외측 햄스트링의 사용을 강조할 수 있다.

2. **두 다리를 내회전하여 동작하기**
   고관절 내회전근과 내측 햄스트링의 사용을 강조할 수 있다.

3. **가동 범위를 늘려 동작하기**
   Inhale: 두 다리를 교차하며 서서히 고관절의 굴곡 범위를 늘려 다리를 천장 방향으로 들어 올린다.
   Exhale: 다시 5카운트 동안 고관절의 신전 범위를 늘려 두 다리를 베드 방향으로 끌어 내린다.

4. **스타카토 호흡**
   하지의 움직임과 호흡 패턴을 일치시키기 어려운 경우 적용할 수 있다.

● 주의 사항

1. 골반과 고관절의 움직임을 분리하며 고관절을 굴곡할 때 골반의 Neutral 상태를 유지한다.
2. 몸통에서부터 다리가 멀리 뻗어나가는 느낌을 유지한다.
3. 두 다리를 일정한 속도와 범위로 움직인다.
4. 동작을 수행하는 동안 무릎이 과신전되지 않도록 유의한다.

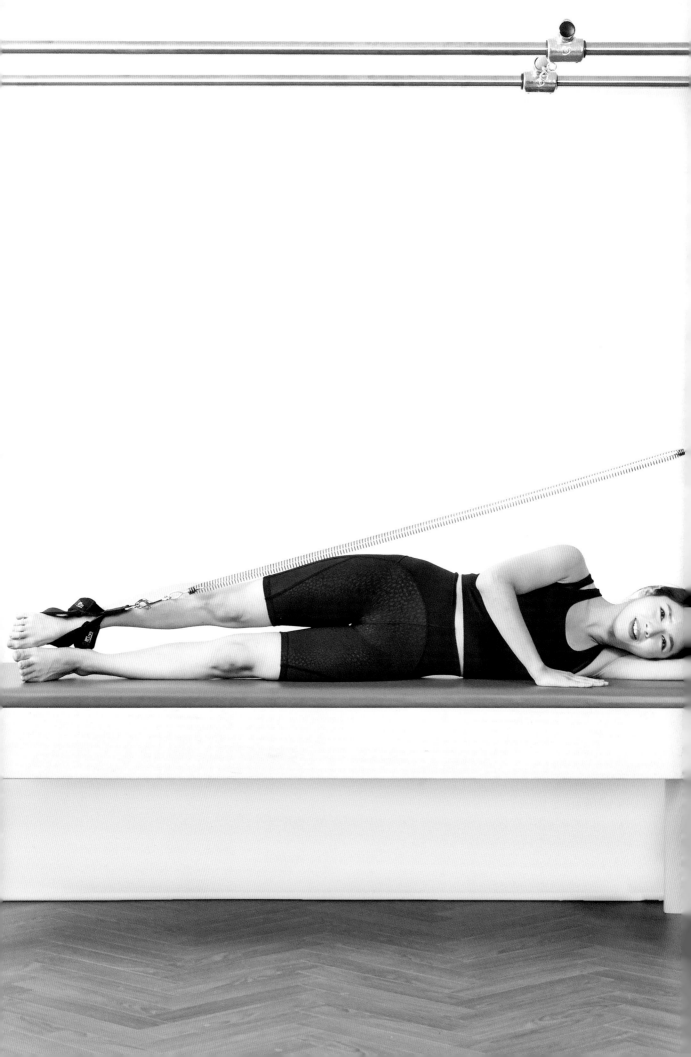

10

LEG SPRINGS
SIDE-LYING

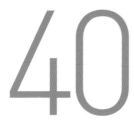

BEND & STRETCH

● **운동 목표**: 위쪽 다리에 Strap을 걸고 동작하는 동안 외측 몸통의 안정성을 유지하며 반대쪽 고관절의 가동성을 증진시킬 수 있다.

● **목표 근육**: 고관절 내전근, 견갑골 안정화 근육, 고관절 신전근, 대퇴사두근

● **시작 자세**: Side-lying / Neutral

*Sliding bar의 높이는 앉았을 때 어깨높이에 맞추고 Leg spring은 중앙 고리에 건다. 머리가 수직 Sliding bar를 향하도록 옆으로 눕는다.

하지: 아래 다리는 몸통과 일직선을 이루도록 곧게 뻗는다. 위쪽 다리는 Strap을 걸고 고관절과 무릎을 각각 90도로 굴곡하며 동작을 수행하는 동안 발목은 Dorsi flexion을 유지한다.

상지: 견갑골을 안정화한 상태에서 아래쪽 팔은 정수리 방향으로 길게 뻗어 머리를 받치고 위쪽 손은 가슴 앞쪽 베드를 지지한다.

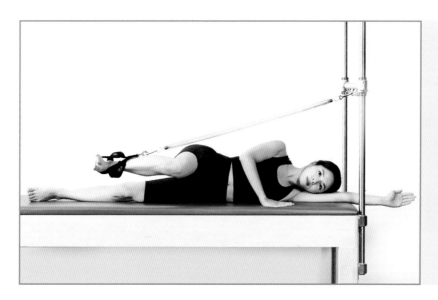

1

Inhale: 시작 자세를 유지한다.

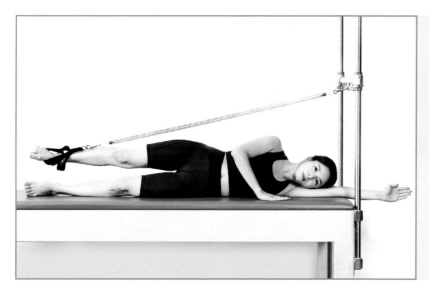

2

Exhale: Spring을 늘리며 위쪽 다리의 무릎을 펴 아래 다리와 평행하도록 한다.

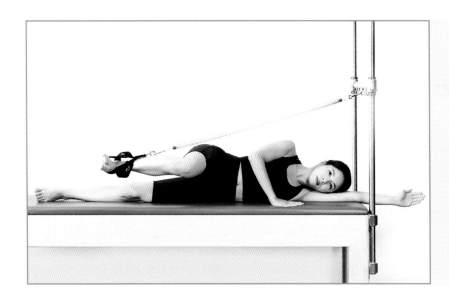

Inhale: 무릎과 고관절을 굽혀 시작 자세로 돌아가며 발목은 Dorsi flexion을 계속 유지한다.

● 변형 동작

1. **대각선으로 누워 동작하기**
   머리를 앞쪽 Upright bar를 향하게 두고 대각선으로 누워 준비한다. 아래쪽 팔을 뻗어 머리를 받치고, 손으로 Upright bar를 잡고 지지한다. Spring은 앞쪽 고리에 설치한다.

2. **가동 범위 늘려 동작하기**
   고관절과 무릎을 더 굽혀서 몸통 가까이에 두고 시작한다. 무릎과 고관절을 신전할 때는 다리를 몸통보다 약간 더 뒤로 보내 가동 범위를 늘린다.

3. **위쪽 다리 외회전하여 동작하기**
   고관절 외회전근과 외측 햄스트링의 사용을 강조할 수 있다.

● 주의 사항

1. 골반이 전방, 후방 경사 없이 Neutral을 유지한다.
2. 상승모근의 과도한 긴장을 피한다.
3. 몸통의 안정화를 위해 복부를 활성화하고 골반의 측방 경사를 막는다.
4. 동작을 수행하는 동안 다리의 높이를 골반 넓이만큼 일정하게 유지하며 외전되지 않도록 주의한다.
5. 중립 척추와 골반을 유지하여 척추와 골반의 불필요한 움직임이 일어나지 않도록 한다.
6. 몸통에서부터 다리가 멀리 뻗어 나가는 느낌을 유지한다.

3

41 LIFT & LOWER

- **운동 목표**: 위쪽 다리에 Strap을 걸고 외전, 내전하는 동안 외측 몸통의 안정성을 유지하며 하지 및 코어 근력을 강화할 수 있다.
- **목표 근육**: 고관절 신전근, 견갑골 안정화 근육, 고관절 내전근

- **시작 자세**: Side-lying / Neutral
  ＊ Sliding bar의 높이는 앉았을 때 어깨높이에 맞추고 Leg spring은 중앙 고리에 건다. 머리가 수직 Sliding bar를 향하도록 옆으로 눕는다.
  하지: 두 다리를 골반 넓이만큼 벌려 평행하게 유지한다. 위쪽 발에 Strap을 걸고 발목은 Plantar flexion한다(안정성을 높이기 위해 아래 다리에 고정 Strap을 걸 수 있다).
  상지: 견갑골을 안정화한 상태에서, 아래쪽 팔은 정수리 방향으로 길게 뻗어 머리를 받치고 위쪽 손은 가슴 앞쪽 베드를 지지한다.

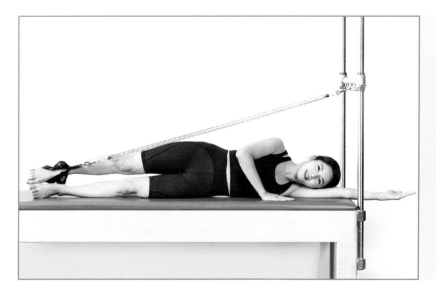

1

Exhale: 시작 자세를 유지한다.

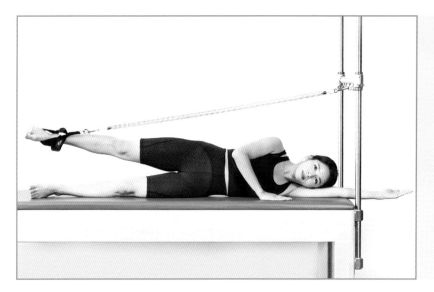

2

Inhale: 골반의 안정성을 유지할 수 있는 만큼 위쪽 다리를 외전한다.

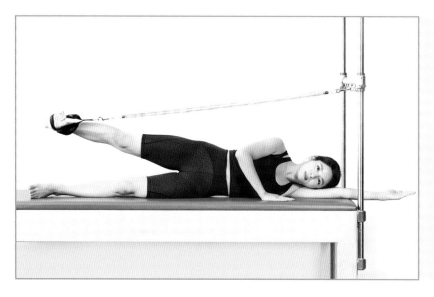

Inhale: 하지의 평행한 정렬을
유지하면서 발목은 Dorsi flexion
한다.

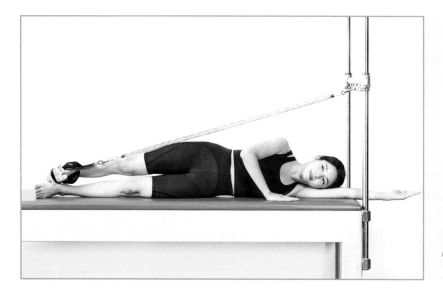

Exhale: 위쪽 다리를 내전하여
아래쪽 다리에 붙인다.

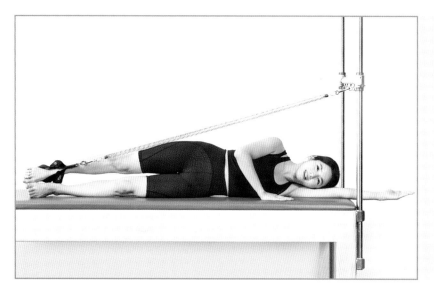

Exhale: 발목을 Plantar flexion
하며 시작 자세로 돌아간다.

1. **대각선으로 누워 동작하기**
   머리를 앞쪽 Upright bar를 향하게 두고 대각선으로 누워 준비한다. 아래쪽 팔을 뻗어 머리를 받치고, 손으로 Upright bar를 잡고 지지한다. Spring은 앞쪽 고리에 설치한다.

2. **위쪽 다리 외회전하여 동작하기**
   고관절 외회전근과 외측 햄스트링의 사용을 강조할 수 있다.

1. 몸통의 안정화를 위해 복부를 활성화하며 상승모근의 과도한 긴장을 피한다.

2. 동작을 수행하는 동안 척추의 굴곡·신전을 피하기 위해 척추와 골반을 중립으로 유지한다.

3. 다리를 외전할 때 몸통의 위쪽 면이 너무 짧아지거나 골반이 올라가지 않게 한다.

M · E · M · O

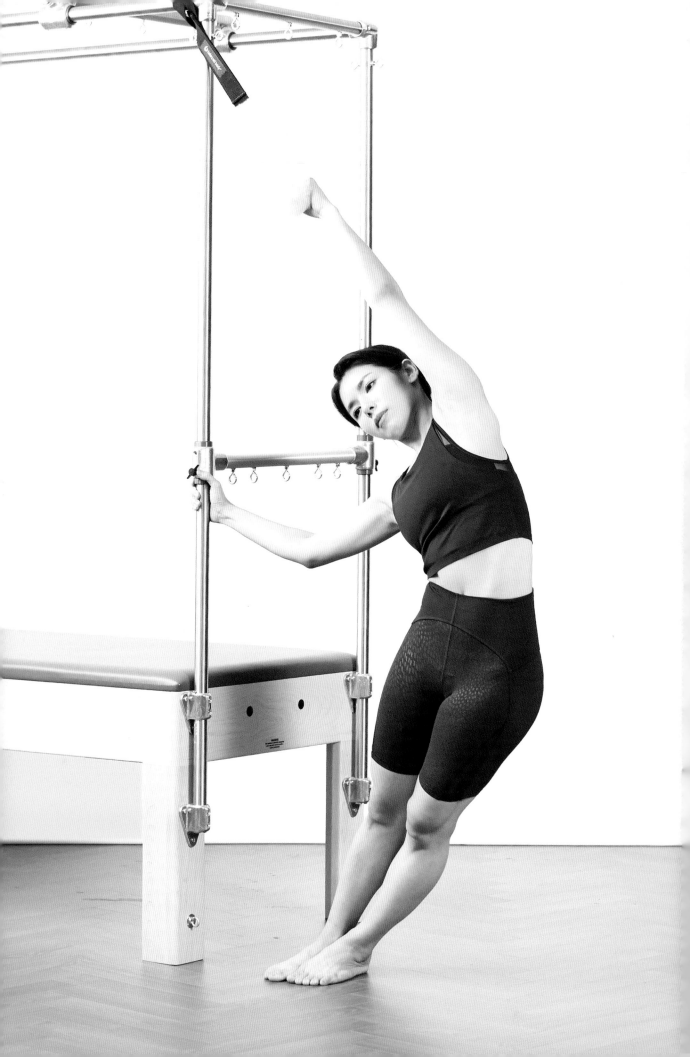

11

FUZZY HANGING STRAPS

SIDE STRETCH

반복 횟수
각 방향
3~5회

- **운동 목표**: Fuzzy에 한 손을 걸고 견인하는 느낌으로 척추를 외측 굴곡하여 몸의 외측면을 집중적으로 이완할 수 있다.
- **목표 근육**: 광배근, 복사근, 요방형근

- **시작 자세**: Side-standing / Neutral
  * Fuzzy strap을 Upright와 가까이 놓는다.
  Sliding bar 옆에서 Cadillac과 가까이 서서 측면을 바라보고 준비한다.
  하지: 두 다리를 11자로 모으고 선다.
  상지: Cadillac과 가까운 손은 Upright bar를 잡고, 반대쪽 손은 위로 뻗어 Fuzzy strap에 손을 깊게 넣어 잡는다.

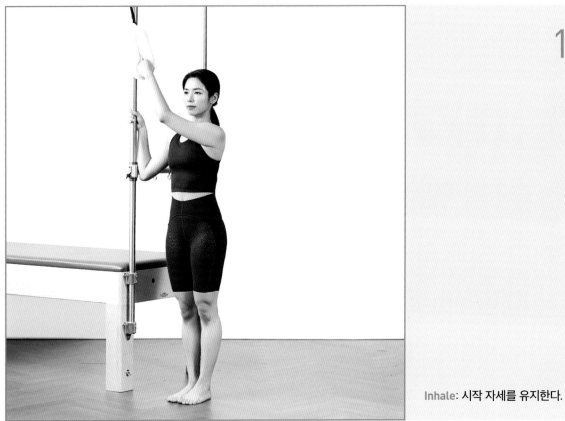

1

Inhale: 시작 자세를 유지한다.

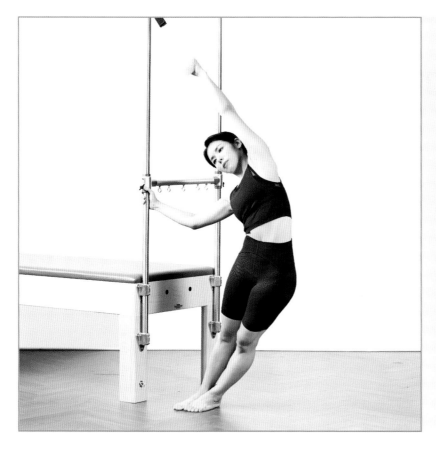

Exhale: 골반과 몸통을 Cadillac
반대쪽으로 밀어내고 팔을 길게
늘려 척추를 외측 굴곡한다. 몸이
전체적으로 활 모양을 이룬다.
Inhale: 자세를 유지하고 늘어
나는 흉곽의 외측면으로 깊게 호
흡한다.

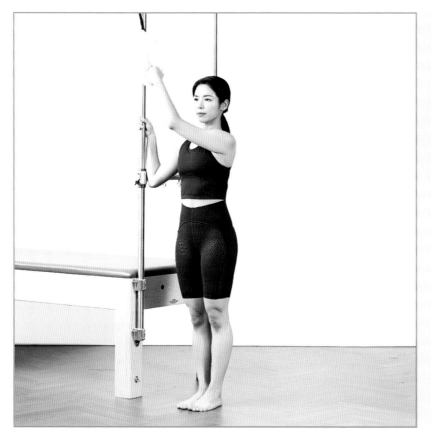

Exhale: 팔꿈치를 구부려
Upright bar와 Fuzzy strap을 살
짝 당기며 골반과 척추를 똑바로
세우고 시작 자세로 돌아간다.

요방형근 스트레칭 추가

본동작에서 척추를 외측 굴곡한 후 몸통을 Cadillac 방향으로 1/4 바퀴 정도 회전하고 무릎을 약간 구부린다. 복부 근육의 힘으로 척추를 약간 굴곡하고 골반의 후방 경사를 만든다.

1. 몸의 측면을 늘리는 데에 호흡을 충분히 활용한다.
2. 스트레칭하는 동안 몸통의 적절한 정렬을 유지하기 위해 복부를 활성화한다.
3. 흉곽이 앞으로 들리거나 척추가 신전되지 않게 한다.
4. 스트레칭하는 동안 상지도 이완되는 것을 느낀다.

M・E・M・O

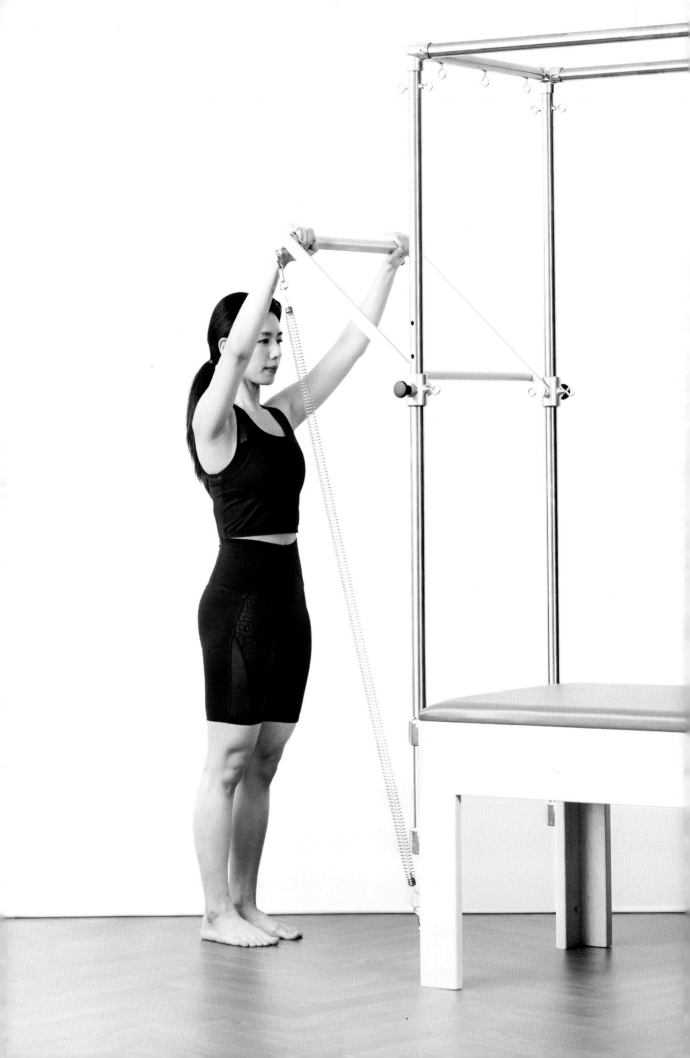

12

PUSH-THRU BAR STANDING

BICEPS CURLS

- **운동 목표**: Push-thru bar의 아래쪽에 Spring을 걸어 상완이두근을 수축하는 동안 몸통의 안정성을 유지할 수 있다.
- **목표 근육**: 대둔근, 햄스트링, 견갑골 안정화 근육, 상완이두근

- **시작 자세**: Standing / Neutral
  Push-thru bar를 바라보고 선 자세를 유지한다.
  하지: 두 다리는 골반 넓이만큼 벌리고 선다.
  상지: 양손은 손바닥이 천장을 향하도록 Push-thru bar를 잡으며, 두 손의 간격은 어깨너비만큼 유지한다.

기구 조절
PUSH-THRU
BAR 베드 반대 방향,
아래쪽에 1~2
SPRING

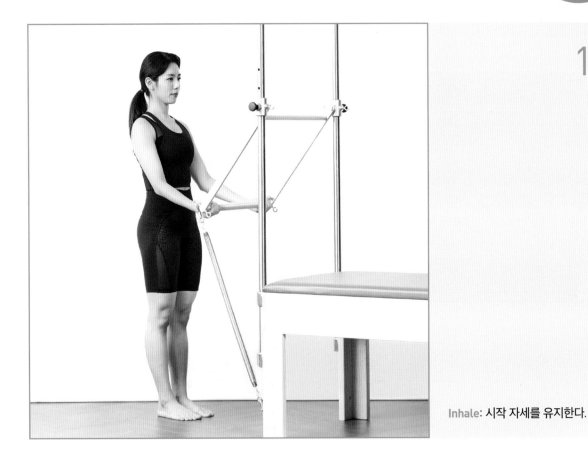

1

Inhale: 시작 자세를 유지한다.

● **변형 동작**

1. **Rotational disk 위에 서서 동작하기**
   하체 균형을 잡기 어려워져 난이도가 높아진다.

2. **베드에 무릎 꿇고 동작하기**
   고관절의 안정화에 집중할 수 있다.

3. **Extender나 Box를 딛고 서서 동작하기**
   운동 가동 범위를 증가시킬 수 있다.

● **주의 사항**

1. 발의 중앙에 체중을 실어 바르게 선 자세를 유지한다.
2. 동작을 수행하는 동안 견갑골의 안정화된 상태를 유지한다.
3. 손목이 무너지지 않도록 가능한 한 손목을 길게 유지한다.

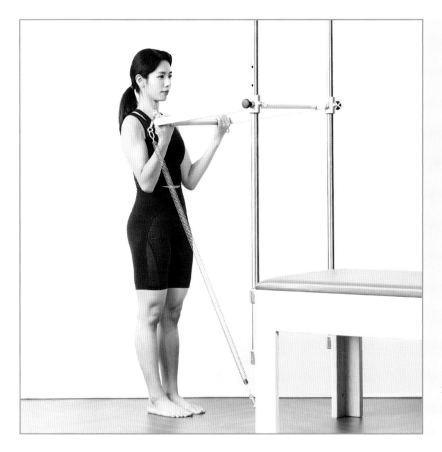

Exhale: 팔꿈치를 굴곡하여
Spring을 늘리며 어깨 방향으로
Push-thru bar를 당긴다.

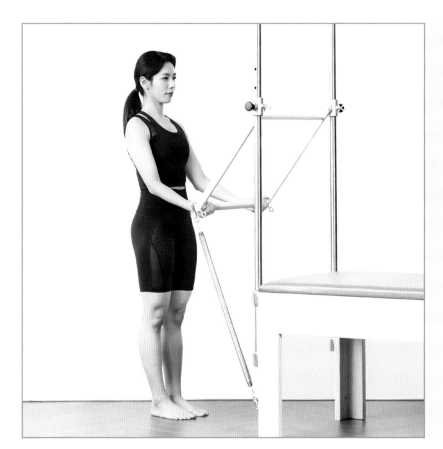

Inhale: 팔꿈치를 펴며 시작 자
세로 천천히 돌아간다.

TRICEPS PRESS

● **운동 목표**: Push-thru bar의 아래쪽에 Spring을 걸어 머리 위로 밀어 올리며 상완삼두근을 강화하는 동안 몸통의 안정성을 이끌어낼 수 있다.

● **목표 근육**: 대둔근, 햄스트링, 견갑골 안정화 근육, 상완삼두근, 삼각근

● **시작 자세**: Standing / Neutral
Push-thru bar를 바라보고 선 자세를 유지한다.
하지: 두 다리는 골반 넓이만큼 벌리고 선다.
상지: 양손은 손바닥이 정면을 향하도록 Push-thru bar를 잡고 팔꿈치를 구부려 Pusu-thru bar를 어깨보다 약간 높게 들어 올린다.

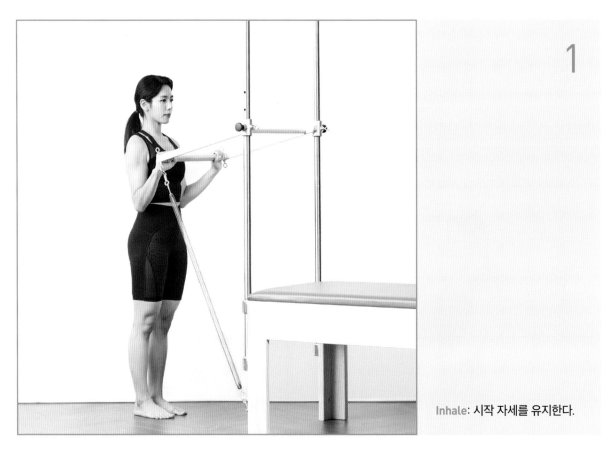

1

Inhale: 시작 자세를 유지한다.

● **변형 동작**

1. **Rotational disk 위에 서서 동작하기**
   하체 균형을 잡기 어려워져 난이도가 높아진다.

2. **베드에 무릎 꿇고 동작하기**
   고관절의 안정화에 집중할 수 있다.

3. **Lunge 자세로 동작하기**
   한쪽 다리는 몸통 앞으로 뻗어 무릎을 굽히고 체중을 지지한다.
   정수리부터 뒤쪽 다리 발뒤꿈치까지 사선 일직선을 이룬다.

● **주의 사항**

1. 발의 중앙에 체중을 실어 바르게 선 자세를 유지한다.
2. 동작을 수행하는 동안 견갑골의 안정화된 상태를 유지한다.
3. 손목이 무너지지 않도록 가능한 한 손목을 길게 유지한다.

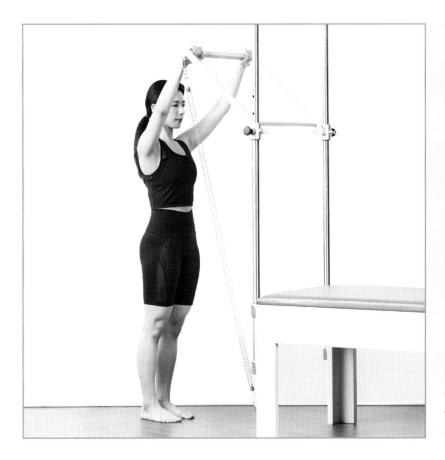

Exhale: 몸통과 견갑골의 안정
성을 유지하며 어깨 위로 Push-
thru bar를 밀어 올린다.

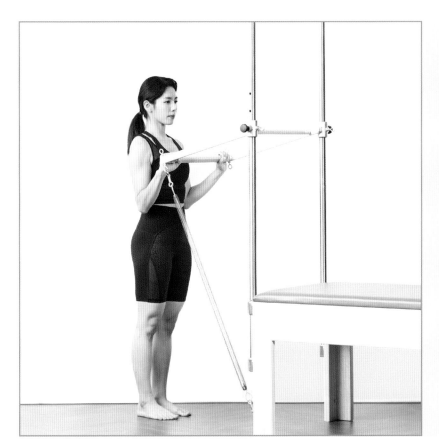

Inhale: 팔꿈치를 굴곡하여 천
천히 시작 자세로 돌아간다.

45 STANDING PUSH-THRU

반복 횟수
3회

- **운동 목표**: Standing 자세에서 연속적인 척추의 분절과 팔꿈치의 굴곡, 신전을 진행하는 동안 척추의 가동성, 하지의 안정성, 신체 협응력을 향상시킬 수 있다.
- **목표 근육**: 견갑골 안정화 근육, 복직근, 복사근, 대둔근, 햄스트링, 광배근, 대원근

- **시작 자세**: Standing / Neutral
  Push-thru bar를 바라보고 선 자세를 유지한다.
  하지: 두 다리는 골반 넓이만큼 벌리고 선다.
  상지: 양손은 손바닥이 정면을 향하도록 어깨너비만큼 벌려 Push-thru bar를 잡고, 팔꿈치를 어깨높이까지 들어 올려 유지한다.

기구 조절
PUSH-THRU
BAR 베드 반대 방향,
아래쪽에 1~2
SPRING

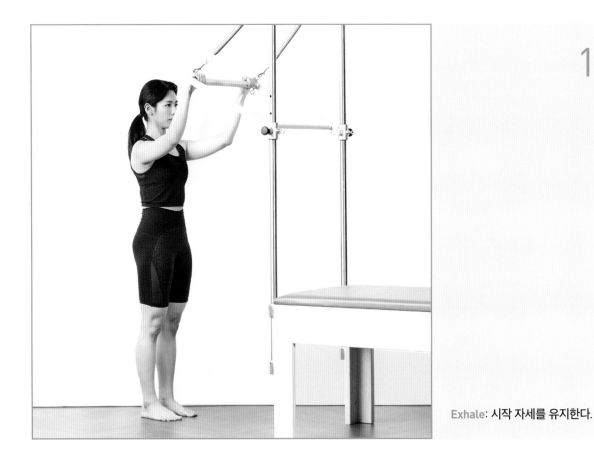

1

Exhale: 시작 자세를 유지한다.

● **주의 사항**

1. 발의 중앙에 체중을 실어 바르게 선 자세를 유지한다.
2. 동작을 수행하는 동안 견갑골의 안정화된 상태를 유지한다.
3. 동작을 시작하며 Roll down할 때, 몸을 앞으로 기울이는 느낌이 아니라 복부를 사용하여 척추를 굴곡해야 한다.
4. Push-thru bar를 밀고 내려가 몸통과 바닥이 평행을 이룰 때 하지의 안정감을 위해 무릎을 약간 굽힐 수 있다.

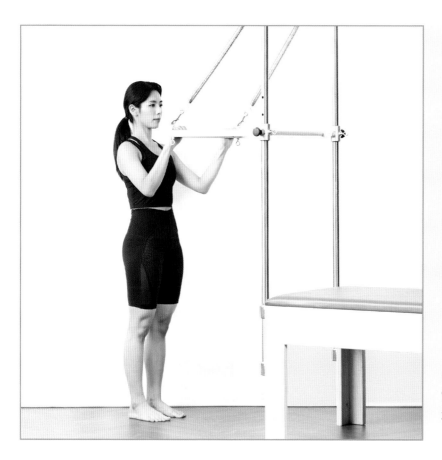

Inhale: Push-thru bar를 몸통
앞으로 끌어내리며 견갑골 안정
화를 유지한다.

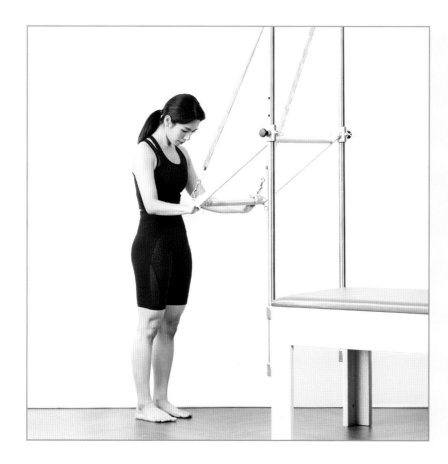

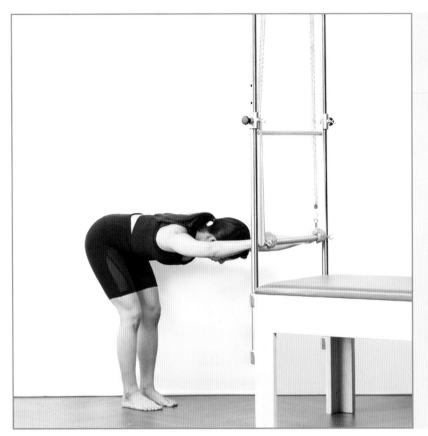

Exhale: 팔과 몸통의 간격을 유
지하며 머리부터 앞으로 숙여
척추를 굴곡하고, 팔꿈치를 펴
Bar를 앞으로 밀어낸다. 이때 무
릎을 약간 굽혀 균형을 잡고 꼬
리뼈부터 척추를 길게 늘리며
Neutral 상태로 꼬리뼈부터 손
끝까지 일직선을 이룬다.

4

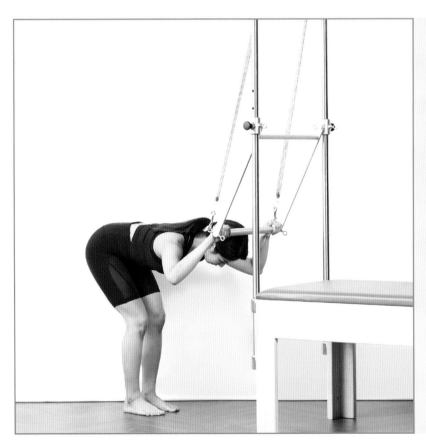

Inhale: 팔꿈치를 바깥쪽으로
접어 Push-thru bar를 머리 방
향으로 당긴다.

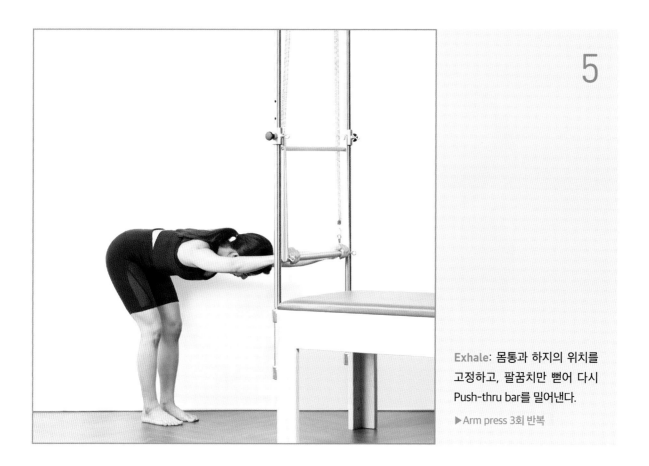

Exhale: 몸통과 하지의 위치를
고정하고, 팔꿈치만 뻗어 다시
Push-thru bar를 밀어낸다.

▶Arm press 3회 반복

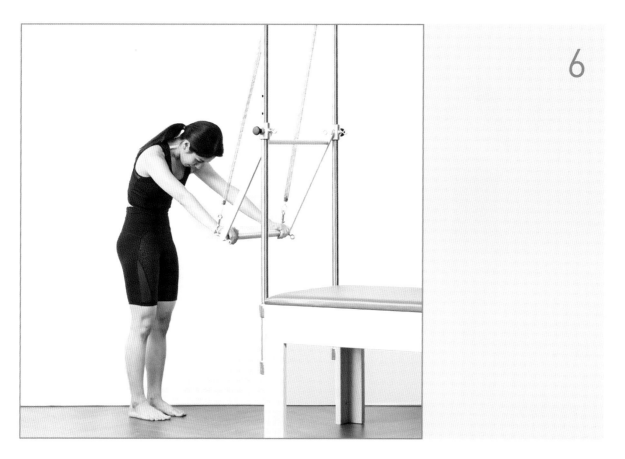

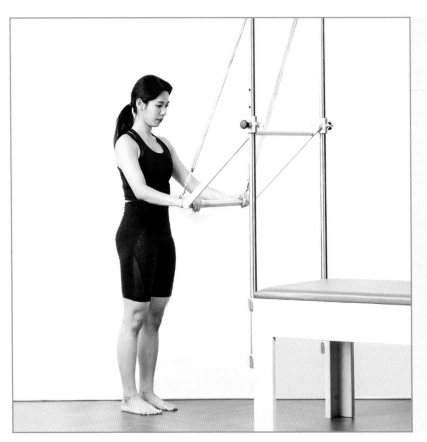

Inhale: 꼬리뼈부터 말아 올려 골반 위에 척추를 한 분절, 한 분절 쌓아올리며 Roll up하여 몸통을 세운다. 척추와 골반을 Neutral 상태로 유지한다. 양손으로 Push-thru bar를 어깨높이까지 가져온다.

7

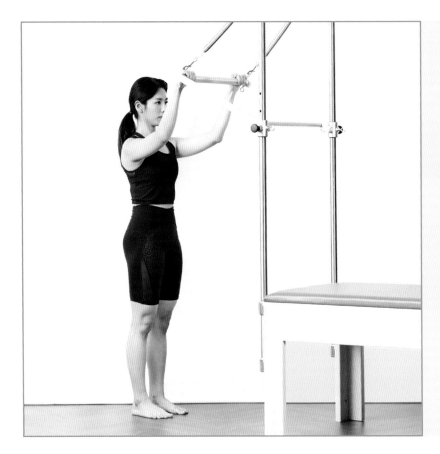

Exhale: 시작 자세로 돌아간다.